MI HIJO ES AUTISTA
¿CÓMO PUEDO AYUDAR?

Estrategias prácticas para apoyar y acompañar el desarrollo de tu hijo autista

Tiina Hoddy

© **Derechos de Autor Tiina Hoddy 2024 - Todos los derechos reservados.**

El contenido de este libro no puede ser reproducido, duplicado ni transmitido sin el permiso escrito directo del autor o del editor. Bajo ninguna circunstancia se responsabilizará al editor o al autor por daños, reparaciones o pérdidas monetarias debido a la información contenida en este libro, ya sea directa o indirectamente. Usted es responsable de sus propias decisiones, acciones y resultados.

Aviso Legal:

Este libro está protegido por derechos de autor. Este libro es solo para uso personal. No puede modificar, distribuir, vender, usar, citar ni parafrasear ninguna parte del contenido de este libro sin el consentimiento del autor o del editor.

Aviso de Descargo de Responsabilidad:

Tenga en cuenta que la información contenida en este documento es únicamente para fines educativos y de entretenimiento. Se ha hecho todo lo posible por presentar información precisa, actualizada, confiable y completa. No se declaran ni se implican garantías de ningún tipo. Los lectores reconocen que el autor no está proporcionando asesoramiento legal, financiero, médico o profesional. El contenido de este libro ha sido derivado de diversas fuentes.

Consulte a un profesional con licencia antes de intentar cualquier técnica descrita en este libro. Al leer este documento, el lector acepta que, bajo ninguna circunstancia, el autor será responsable de pérdidas, directas o indirectas, que se produzcan como resultado del uso de la información contenida en este documento, incluidas, pero no limitadas a, errores, omisiones o inexactitudes

Índice

Introducción 12

CAPÍTULO 1: Entendiendo el mundo de tu hijo 15

    1.1 Descifrando la Experiencia Autista 15

    1.2 La Importancia de la Neurodiversidad 18

    1.3 Procesamiento Sensorial: Navegando Sobrecargas Sensoriales 21

    1.4 Intereses Especiales: Abrazando Pasiones Apasionadas .. 24

    1.5 Entendiendo las Crisis y el Colapso Emocional 34

CAPÍTULO 2: Construyendo una comunicación efectiva 38

    2.1 Elemento Interactivo: Crear un Horario Visual Personalizado 41

    2.2 Historias Sociales: Preparando a tu Hijo para Nuevas Experiencias 42

    2.3 El Poder de la Comunicación No Verbal 46

    2.4 Desarrollar Habilidades de Escucha para una Mejor Interacción 49

CAPÍTULO 3: Estrategias prácticas de crianza 53

    3.1 Estructurando Rutinas Diarias para el Éxito 53

    3.2 Elemento Visual: Lista de Verificación de Rutinas Diarias 55

    3.3 Facilitando Transiciones de Forma Suave 56

    3.4 Elemento Interactivo: Ejercicio para Practicar Transiciones 59

    3.5 Creando un Entorno Sensorialmente Amigable en Casa .. 60

    3.6 Refuerzo Positivo: Fomentando Comportamientos Deseados 63

    3.7 Adaptar el Tiempo de Juego para Fomentar el 65

    Desarrollo 65

CAPÍTULO 4: Desarrollo emocional y social 70

    4.1 Elemento Interactivo: Creando un Diario de Emociones . 74

    4.2 Fomentando la Empatía y la Comprensión 74

    4.3 Elemento Interactivo: Ejercicio de Reflexión sobre la Empatía 77

    4.4 Fomentando la Interacción Social y las Amistades 78

    4.5 Abordar el Acoso: Empoderar a Tu Hijo y a Ti Mismo 81

CAPÍTULO 5: Defensa y empoderamiento 85

    5.1 Elemento Interactivo: Lista de Verificación para la Preparación de la Reunión del IEP 88

    5.2 Comunicación Efectiva con los Educadores 89

    5.3 Navegando el Sistema Escolar con Confianza 92

CAPÍTULO 6: Manejo de desafíos conductuales 102

    6.1 Elemento Interactivo: Crear un Registro de Comportamiento 105

    6.2 Manejo de Crisis: Estrategias para la Calma 106

    6.3 Implementación de Apoyos Positivos para el Comportamiento 109

    6.4 Personalizando Estrategias para las 113

    Necesidades Individuales 113

CAPÍTULO 7: Dinámicas familiares y apoyo 117

    7.1 Elemento Interactivo: Diario de Reflexión para Hermanos 120

    7.2 Estrategias de Crianza Compartida para la Consistencia 121

    7.3 Creando Actividades Familiares Inclusivas 124

    7.4 Manejar el Estrés y Prevenir el Agotamiento 127

CAPÍTULO 8: Autocuidado y bienestar emocional 132

8.1 Ejercicio Interactivo: Reflexión sobre el Autocuidado 134

8.2 Encontrando el Equilibrio: Crianza y Vida Personal 135

8.3 Afrontando el Estrés y la Ansiedad 138

8.4 Construyendo una Comunidad de Apoyo para Ti 141

CAPÍTULO 9: Planificación a largo plazo y crecimiento 145

9.1 Elemento Interactivo: Tabla de Metas para la Independencia 148

9.2 Prepararse para la Adultez: Habilidades para la Vida 149

9.3 Enseñando Habilidades de Autoabogacía 152

9.4 El Rol de la Terapia e Intervenciones 156

CAPÍTULO 10: El poder de la narración como herramienta de conexión y crecimiento 160

10.1 Por qué la narración funciona para los niños autistas .. 160

10.2 Técnicas de narración para niños autistas 162

10.3 Consejos para una narración sensorial y calmante 165

10.4 Beneficios de la narración para niños autistas 166

10.5 La narración como experiencia de conexión 167

CAPÍTULO 11: Recursos y aprendizaje adicional 169

11.1 Elemento Visual: Lista de Verificación de Recursos 171

11.2 Libros, Sitios Web y Herramientas para el Aprendizaje Continuo 172

11.3 Comunidades en Línea y Grupos de Apoyo 174

11.4 Talleres y Seminarios para Padres 175

11.5 Participar con Organizaciones de Defensa del Autismo 177

11.6 Ejercicios de Crecimiento Personal para Padres 179

11.7 Preguntas de Reflexión para una Comprensión Más Profunda 181

11.8 Ejercicios de Escritura para el Autoconocimiento 183

11.9 Herramientas Interactivas para la Participación Familiar 185

Conclusión 189

REFERENCIAS 192

Sobre la autora: Tiina Hoddy

El recorrido de Tiina Hoddy en la educación y el desarrollo infantil comenzó con su formación como enfermera, seguido de la obtención de una licenciatura en Educación Infantil y de Guardería en la Universidad de Estocolmo. Como madre de dos hijos adultos, abuela de dos adoradas nietas y madre de acogida, la vida de Tiina siempre ha estado dedicada a cuidar y enseñar.

Con años de experiencia profesional en jardines de infancia y escuelas, Tiina se centró en apoyar a niños autistas mediante planes educativos personalizados, monitoreando su progreso y garantizando su bienestar. Completó numerosos cursos especializados, como Integración Sensorial, impulsada por su insaciable amor por el aprendizaje y su profundo compromiso con el desarrollo infantil. Su pasión por la enseñanza la llevó a fundar su propia escuela de juegos en inglés en Finlandia, donde el juego era la base de la inmersión lingüística, una práctica inspirada en su propia educación como hablante nativa bilingüe de inglés nacida en Londres.

Ahora, viviendo en el Reino Unido y trabajando de forma independiente, Tiina comparte su rica experiencia docente y sus conocimientos prácticos a través de su escritura. En su libro ***Mi hijo es autista—¿Cómo puedo ayudar? Estrategias prácticas para apoyar y acompañar el***

desarrollo de tu hijo autista" ofrece una guía compasiva y basada en su experiencia para padres y educadores que buscan comprender y apoyar mejor a sus hijos autistas. A través de estrategias prácticas y consejos llenos de empatía, el trabajo de Tiina es un faro para quienes navegan las complejidades de criar y enseñar a niños autistas en un mundo en constante cambio.

Diferente, No Menos

No soy como tú, y eso está bien,
Mi mente funciona de manera diferente también.
A veces lucho, a veces brillo,
Pero en mi corazón, siempre hay un latido sencillo.

Veo el mundo con otros ojos,
Colores y sonidos me dejan maravillosos.
Un mundo de patrones, detalles y belleza,
Una sinfonía que otros no aprecian con certeza.

Tal vez no hablo tu idioma con fluidez,
Pero mis pensamientos y sueños, en su sencillez,
Revelan una pasión que en mi ser arde,
Un espíritu que no puedes ignorar ni aparte.

Entonces, abraza mis diferencias, no me rechaces,
Pues en mi singularidad, con orgullo hago las paces:
Aunque sea diferente, y no como los demás,
No soy menos, soy un regalo además.

"Diferente, No Menos" por Temple Grandin

Introducción

Hace unos años, me encontré en una pequeña sala con un grupo de padres. Estaban ansiosos, llenos de esperanza y deseosos de comprender. Sus hijos acababan de recibir un diagnóstico de autismo, y buscaban respuestas. Observé cómo compartían sus historias, cada una cargada de amor y determinación. Una madre habló de su hijo, un niño de ojos brillantes que encontraba felicidad en el ritmo de un tambor. Otro padre contó cómo su hija, que rara vez hablaba, se llenaba de alegría al ver tarjetas de imágenes coloridas. Estas historias resonaron profundamente en mí. Me recordaron el potencial que existe en cada niño y las formas únicas en las que se conectan con el mundo.

Este libro nace de esos momentos de conexión. Mi objetivo es claro: ofrecerte estrategias prácticas y conocimientos útiles para apoyar a tu hijo autista. Exploraremos el poder de la música, el juego y las herramientas visuales como recursos para fomentar el desarrollo emocional y cognitivo. Estos métodos no solo son efectivos; también son formas de celebrar las fortalezas únicas de tu hijo.

Mi visión para este libro es tender un puente entre el conocimiento clínico y la aplicación práctica. Quiero que esta información sea accesible y útil para ti. Comprender el autismo puede ayudarte a establecer conexiones más profundas dentro de tu familia. Puede transformar la forma en que percibes el mundo de tu hijo y permitirte crear un entorno acogedor que valore su individualidad.

El público principal de este libro eres tú, el padre o la madre de un niño autista. Ya sea que tu hijo haya sido diagnosticado recientemente o que lleves tiempo recorriendo este camino, mi esperanza es que este libro te ayude de alguna manera. Mi intención es abordar los desafíos más comunes y responder a las preguntas que puedas tener. Las experiencias compartidas en estas páginas son diversas, asegurando que encuentres algo que resuene con tu propia experiencia.

Cubriremos temas clave como la neurodiversidad, la aceptación, la defensa de derechos y estrategias prácticas de crianza. Estos temas te prepararán para el enfoque de este libro: uno integral pero centrado en las realidades cotidianas. Encontrarás herramientas y conocimientos que te permitirán apoyar a tu hijo de manera efectiva.

Déjame contarte un poco sobre mí. Me apasiona ayudar a los padres a superar los desafíos de criar a un niño autista. Mi formación incluye una licenciatura en Educación Infantil y de Guardería por la Universidad de Estocolmo, además de un título en enfermería antes de especializarme en la enseñanza de niños. Durante décadas, trabajé en jardines de infancia, escuelas de juego y con niños autistas. He sido testigo del increíble progreso que puede lograrse con el apoyo adecuado y la comprensión necesaria. Esta experiencia impulsa mi compromiso de proporcionarte la orientación que necesitas. También cuento con certificaciones en cursos como "Trabajo con Padres", "Inmersión Lingüística" y lenguaje de señas básico.

A medida que leas este libro, te invito a interactuar con el contenido. Aplica los conocimientos a tu propia experiencia como madre o padre. Espero que este libro se convierta en un recurso valioso y una fuente de inspiración para ti. Juntos, podemos crear un mundo donde las habilidades únicas de tu hijo sean celebradas y apoyadas.

Dado que muchos temas se relacionan entre sí, puede haber algunos casos de repetición. Sin embargo, como se trata de una guía, repasar puntos clave en capítulos relevantes será útil. El objetivo principal de este libro es empoderarte con conocimientos y herramientas. Quiero ayudarte a apoyar a tu hijo autista de manera efectiva. Al hacerlo, crearás un entorno que celebra la neurodiversidad y fomenta una conexión más profunda dentro de tu familia.

Emprendamos juntos este camino. Aunque puede presentar desafíos, también está lleno de oportunidades para crecer, aprender y comprender.

CAPÍTULO 1: Entendiendo el mundo de tu hijo

Todo padre de un niño autista recuerda el día del diagnóstico. Es un momento lleno de preguntas, incertidumbre y un profundo deseo de entender. Recuerdo a un padre que compartió conmigo una reflexión simple pero significativa: "Mi hijo no encaja en un molde, y eso está bien". Fue una epifanía que resonó en él y en muchos otros, al reconocer la singularidad de cada experiencia infantil. Este padre habló sobre cómo su hija, fascinada por los patrones intrincados de las hojas, podía pasar horas en su jardín, inmersa en un mundo propio. Eso no era solo un juego; era su forma de procesar e interactuar con el entorno.

1.1 Descifrando la Experiencia Autista

El autismo es un espectro, una red diversa y compleja de características que se manifiestan de manera diferente en cada individuo. Ningún niño en el espectro vive la misma experiencia, lo que hace que cada camino sea tanto desafiante como enriquecedor. Algunos niños pueden encontrar consuelo en sonidos o movimientos repetitivos, mientras que otros prefieren la tranquilidad de una habitación con poca luz. Esta variabilidad también se extiende a las experiencias sensoriales: algunos niños encuentran ciertas texturas reconfortantes, mientras que otros las perciben como abrumadoras.

Los estilos de comunicación también varían. Un niño puede expresar alegría a través de una canción familiar, mientras que otro puede usar gestos o tarjetas con imágenes para transmitir sus necesidades.

Entre los rasgos comunes asociados con el autismo se destacan una notable atención a los detalles y una preferencia por las rutinas. Estas características, aunque a veces se perciben como desafíos, también pueden ser fortalezas increíbles. Los niños en el espectro autista suelen poseer una capacidad extraordinaria para concentrarse, lo que les permite profundizar en los temas que les apasionan. Este enfoque intenso a menudo se traduce en habilidades impresionantes para resolver problemas, ya que reconocen patrones y conexiones que otros podrían pasar por alto. Por ejemplo, un niño fascinado por los números puede sobresalir en matemáticas, viendo soluciones donde otros ven confusión.

Comprender cómo los individuos autistas procesan la información de manera diferente es clave para apoyar su crecimiento. Sus procesos cognitivos únicos pueden llevar a soluciones innovadoras. Por ejemplo, podrían abordar un rompecabezas no siguiendo la imagen de la caja, sino reconociendo las formas y colores de cada pieza, ensamblándolas de una manera que tiene perfecto sentido para ellos. Esta habilidad de pensar fuera de los marcos convencionales no es solo una diferencia; es un regalo que puede dar lugar a logros e ideas revolucionarias.

La importancia de comprender estas diferencias individuales no puede subestimarse. Cada niño tiene su propio conjunto de fortalezas y desafíos, y reconocerlos puede fomentar un entorno de aceptación y aprecio. Cuando abrazamos estas diferencias, abrimos la puerta a conexiones más profundas y a un entendimiento más amplio.

Recuerdo a una madre que me contó cómo su hijo le enseñó a ver el mundo con nuevos ojos, apreciando la belleza en pequeños detalles que antes no notaba. Este cambio de perspectiva no solo fortaleció su vínculo, sino que también enriqueció su propia vida.

Sección de Reflexión: Abrazando la Singularidad

Piensa en las cualidades únicas y las fortalezas que muestra tu hijo. Reflexiona sobre cómo puedes fomentar y celebrar estas características. ¿Qué actividades o entornos ayudan a que tu hijo prospere? Dedicar tiempo a observar y apreciar su mundo puede profundizar tu conexión y abrir nuevos caminos para su desarrollo.

1.2 La Importancia de la Neurodiversidad

La neurodiversidad es un término que abarca la diversidad de las funciones cerebrales y los rasgos de comportamiento de las personas, considerándolas como parte de la variación humana normal. Este concepto desafía la visión tradicional que percibe estas diferencias como déficits que necesitan ser corregidos. En cambio, la neurodiversidad abraza estas variaciones como una parte natural y valiosa de la diversidad humana. Desde esta perspectiva, se nos invita a ver diferencias neurológicas, como el autismo, como fortalezas que enriquecen nuestras comunidades. Al fomentar la aceptación y la inclusión, la neurodiversidad promueve un cambio en cómo percibimos e interactuamos con aquellos cuyas mentes funcionan de manera diferente a la mayoría.

Los Beneficios de la Neurodiversidad

Adoptar una perspectiva neurodiversa tiene beneficios profundos. Reconocer y valorar diferentes formas de pensar abre la puerta a la creatividad y la innovación. Campos como la ciencia, la tecnología, la ingeniería y las matemáticas (STEM, por sus siglas en inglés) se han enriquecido gracias a personas que piensan fuera de los marcos tradicionales. Pensemos en los avances tecnológicos y artísticos impulsados por quienes ven el mundo de manera única. Esta diversidad de pensamiento lleva a descubrimientos que podrían pasar desapercibidos en un entorno homogéneo.

Abrazar la neurodiversidad significa dar la bienvenida a nuevas ideas y perspectivas, creando un terreno fértil para la innovación y el progreso. Esto no solo beneficia a quienes son neurodivergentes, sino también a toda la sociedad, que se ve enriquecida por las contribuciones de estas mentes únicas.

De un Modelo de Déficit a un Enfoque Basado en Fortalezas

En los últimos años, ha habido un cambio significativo al pasar de modelos basados en el déficit a enfoques centrados en las fortalezas de las personas neurodivergentes. En lugar de enfocarse en lo que a alguien "le falta", este enfoque destaca sus habilidades y contribuciones. Se trata de ver el potencial y celebrar los logros.

Hay numerosos ejemplos de personas neurodivergentes que han realizado contribuciones notables a la sociedad. Figuras como Temple Grandin han revolucionado industrias gracias a sus perspectivas únicas. Sus historias nos inspiran a reimaginar lo que es posible cuando apoyamos y fomentamos talentos diversos. Estos casos muestran que, al proporcionar el apoyo adecuado, las diferencias pueden convertirse en las mayores fortalezas de una persona.

Neurodiversidad en la Vida Familiar

Para los padres, adoptar la neurodiversidad en la vida familiar puede transformar la forma en que se relacionan con sus hijos. Esto comienza por fomentar un entorno inclusivo en el hogar, donde las diferencias se celebren en lugar de simplemente tolerarse. Crear actividades familiares que resalten y aprecien las fortalezas e intereses únicos de cada miembro puede ser una forma divertida y significativa de unir a todos.

Por ejemplo, planificar una noche de juegos familiares con actividades adaptadas a diferentes habilidades puede ser una manera alegre de incluir a todos. Fomentar conversaciones abiertas sobre las preferencias y talentos individuales puede ayudar a que los niños se sientan valorados y comprendidos, construyendo una base de aceptación y confianza.

Consejo Práctico: Celebrar las Diferencias en Casa

Dedica tiempo cada semana para centrarte en los intereses de un miembro de la familia. Esto puede ser tan sencillo como una tarde cocinando su comida favorita, viendo su película preferida o explorando un interés mediante manualidades o proyectos. Al hacerlo, reconoces y celebras las pasiones y fortalezas únicas dentro de tu familia, fomentando un entorno donde todos se sientan vistos y valorados.

Esta práctica no solo fortalece los lazos familiares, sino que también enseña a los niños la importancia de la inclusión y la aceptación. Les muestra que todas las diferencias son dignas de ser celebradas, modelando un ejemplo de respeto y aprecio que llevarán consigo toda la vida.

1.3 Procesamiento Sensorial: Navegando Sobrecargas Sensoriales

Imagina estar en una plaza concurrida de la ciudad, con el constante zumbido de voces, bocinas de autos y letreros brillantes compitiendo por tu atención. Para muchas personas autistas, los entornos cotidianos pueden sentirse igual de abrumadores. Las diferencias en el procesamiento sensorial significan que el cerebro percibe los estímulos de maneras únicas, lo que a menudo lleva a lo que llamamos sobrecarga sensorial.

Para algunos, esto puede manifestarse como hipersensibilidad, donde estímulos como luces brillantes o ruidos fuertes se sienten exagerados y casi insoportables. Una simple luz fluorescente en un salón de clases puede percibirse tan intensa como un reflector, causando incomodidad o incluso dolor. Por otro lado, la hiposensibilidad genera una respuesta reducida, llevando a las personas a buscar más estímulos: pueden ansiar el contacto con diferentes texturas o las vibraciones de la música a alto volumen. Estas experiencias sensoriales no son meras preferencias; son el filtro a través del cual las personas autistas interpretan y navegan por el mundo que las rodea.

Los desencadenantes sensoriales comunes varían ampliamente, pero a menudo incluyen estímulos cotidianos que muchos podrían pasar por alto. Las luces brillantes, como las de un centro comercial, pueden resultar impactantes, mientras que ruidos inesperados, como el portazo de una puerta, pueden provocar un estrés inmediato. Incluso sensaciones sutiles, como la textura de ciertas telas o el zumbido de un aire acondicionado, pueden volverse abrumadoras. Estos desencadenantes pueden interrumpir la vida diaria, convirtiendo tareas simples en obstáculos desafiantes. Por ejemplo, una visita al supermercado puede parecer insuperable debido al bullicio de los sonidos y las multitudes. Reconocer estos desencadenantes es crucial, ya que comprenderlos permite desarrollar estrategias que ayuden a mitigar las sobrecargas sensoriales.

Para manejar y reducir el estrés sensorial, las soluciones prácticas pueden ser invaluables. Un método efectivo es el uso de auriculares con cancelación de ruido, que pueden proporcionar alivio ante estímulos auditivos al crear un santuario tranquilo en medio del caos. Estos auriculares pueden ser un salvavidas durante una cena familiar ruidosa o un evento público concurrido. Crear un espacio sensorial amigable en casa es otra estrategia vital. Esto implica diseñar un área donde los estímulos sean controlados y predecibles, ofreciendo un refugio frente a la imprevisibilidad del mundo exterior. Una iluminación suave, colores calmantes y objetos familiares pueden transformar una habitación en un lugar de comodidad y seguridad. Este espacio puede servir como un refugio durante momentos de sobrecarga sensorial, proporcionando un ambiente constante y relajante que permite la recuperación.

Las técnicas de autorregulación son igualmente importantes para ayudar a los niños a enfrentar desafíos sensoriales. Enseñar ejercicios simples de respiración puede ayudar a un niño a encontrar calma en medio del caos. Técnicas como contar respiraciones o visualizar un lugar tranquilo pueden anclarlos cuando los estímulos sensoriales se vuelven demasiado intensos. Actividades calmantes, como el uso de una manta con peso o movimientos rítmicos, también pueden ayudar en la autorregulación. Estos métodos proporcionan una salida para la sobrecarga sensorial, ayudando al individuo a recuperar el control y la compostura. Fomentar el uso de estas estrategias fomenta la independencia y la confianza, permitiendo que los niños autistas naveguen mejor por entornos que de otra manera podrían sentirse hostiles.

Considera identificar un espacio en tu hogar que pueda adaptarse para satisfacer las necesidades sensoriales de tu hijo. Esto podría ser un rincón de una habitación con cojines suaves, iluminación tenue y colores calmantes. Anima a tu hijo a personalizar esta área con objetos que le brinden comodidad, como juguetes o libros favoritos. Al involucrarlos en el proceso, no solo creas un entorno adaptado, sino que también los empoderas para tomar control de su experiencia sensorial. Este espacio debe servir como un refugio, un lugar donde los estímulos sensoriales sean mínimos, permitiendo que tu hijo recargue energías y encuentre paz.

1.4 Intereses Especiales: Abrazando Pasiones Apasionadas

Para muchas personas autistas, los intereses especiales son mucho más que simples pasatiempos; son una parte vital de su identidad y una fuente de alegría. Estos intereses suelen abarcar una amplia gama de temas, desde los detalles de los horarios de trenes hasta la belleza de la arquitectura. La intensidad y dedicación con la que se comprometen con estos intereses son profundas. Esta concentración les permite profundizar en sus campos elegidos, a menudo alcanzando un nivel de experiencia extraordinario. Para ellos, explorar estos intereses no solo es placentero, sino que también proporciona estabilidad y consuelo en un mundo que cambia constantemente.

Esta intensa conexión puede llevar al desarrollo de habilidades notables e incluso a oportunidades profesionales. Por ejemplo, una persona que canaliza su fascinación por los números podría encontrar éxito en una carrera en finanzas, o alguien con amor por los animales podría desempeñar un papel gratificante en la medicina veterinaria. Estos casos muestran cómo el apoyo a los intereses especiales puede abrir puertas al éxito profesional y la realización personal. Se trata de reconocer el potencial dentro de estas pasiones y fomentar su crecimiento.

Integrar los intereses especiales en el aprendizaje puede transformar la educación en una experiencia más atractiva y gratificante. Al alinear las actividades educativas con las pasiones de un niño, el aprendizaje se vuelve más relevante y efectivo. Este enfoque temático puede implicar proyectos centrados en un interés específico. Por ejemplo, si un niño está fascinado por el espacio exterior, incorporar astronomía en las lecciones de ciencias o explorar literatura sobre la exploración espacial puede despertar su entusiasmo por aprender. Esta integración no solo fortalece sus conocimientos en áreas específicas, sino que también fomenta un amor por el aprendizaje que trasciende el aula.

Los padres desempeñan un papel crucial al celebrar las pasiones únicas de sus hijos. Al participar activamente en actividades o clubes relacionados, los padres pueden demostrar su apoyo y compartir el entusiasmo de sus hijos. Ya sea uniéndose a un club local de robótica o asistiendo a un evento de observación de aves, estas experiencias compartidas pueden fortalecer el vínculo entre padres e hijos. Este tipo de apoyo transmite al niño que sus intereses son valorados y respetados. Esta validación puede aumentar su confianza e inspirarlos a perseguir sus pasiones con energía. Se trata de crear un entorno donde los intereses de un niño no solo se fomenten, sino que se celebren como una parte integral de su ser.

Como padre, es fácil perder de vista el progreso y el comportamiento de tu hijo. Por eso, llevar notas o gráficos puede ser increíblemente útil. Estas herramientas no solo te permiten monitorear su comunicación y comportamiento, sino que también ofrecen una forma visual para que tu hijo vea sus propios logros. Recuerda, es esencial recompensar el comportamiento positivo.

Puedes usar un sistema de colores en tus notas: verde para buen comportamiento, naranja para comportamiento aceptable y rojo para mal comportamiento. Como maestra, siempre que tenía que hablar de un día difícil con un padre, siempre terminaba con algo positivo. Podrías usar el mismo enfoque cuando hables con tu hijo. Si necesitas abordar un "comportamiento negativo", termina la conversación con un estímulo positivo, resaltando algo que haya hecho bien. Siempre hay algo bueno que destacar en cada niño. Usa tus gráficos para mostrarle a tu hijo lo que puede lograr. Si no tiene éxito al principio, tómate el tiempo para hablar con él sobre por dónde empezar o cómo ajustar el objetivo, para que aún pueda sentir una sensación de logro. A nadie le gusta sentir que está fallando constantemente.

Es igualmente importante que los padres se enfoquen en los aspectos positivos de su apoyo. Reflexiona sobre los comentarios que te das a ti mismo, reconociendo tus esfuerzos y éxitos. Celebrar incluso pequeños logros puede marcar una gran diferencia tanto para ti como para tu hijo.

Como madre de acogida, tuve el privilegio de recibir en nuestra casa, cada dos fines de semana, a una niña de 6 años. Esto le daba a sus padres y hermanos el descanso que tanto necesitaban. Su madre, especialmente, estaba agotada. Me confesó que se sentía culpable por querer un descanso de su hija, que era extremadamente activa y a menudo destructiva. La tranquilicé, diciéndole que era valiente al pedir ayuda. Le recordé que si se agotaba demasiado, no podría cuidar de sus hijos tan bien como deseaba.

Curiosamente, cuando esta pequeña estaba con nosotros, se sentaba tranquilamente durante horas, completamente absorta en jugar con Playmobil, juguetes antiguos que habían pertenecido a mis hijos. Era notable verla tan tranquila y concentrada. Cuando sus padres vinieron a recogerla, quedaron atónitos. No podían creer lo que veían: su hija, normalmente inquieta, tan relajada y contenta.

Aquí tienes la traducción ajustada, respetando el formato numerado:

Ideas de gráficos para estructurar, predecir y facilitar la comunicación, la rutina y el manejo del comportamiento

1. **Gráficos de horarios visuales:**

   Estos gráficos muestran las rutinas diarias con imágenes o símbolos, ayudando a los niños a saber qué esperar y reduciendo la ansiedad.

   - **Propósito:** Claramente y de forma predecible delinear las rutinas diarias o actividades específicas.

   - **Beneficio:** Reducir la ansiedad al mostrar qué ocurrirá a continuación.

   - **Ejemplo:** Un gráfico de rutina matutina con imágenes de despertar, cepillarse los dientes, vestirse y desayunar.

2. **Gráficos de "Primero-Luego":**

   Esta herramienta muestra una secuencia de actividades, motivando a los niños al vincular una tarea menos preferida con una actividad preferida después.

   - **Propósito:** Motivar a los niños mostrando que después de completar una tarea menos preferida, podrán hacer algo que les gusta.

- **Beneficio:** Fomentar la finalización de tareas y facilitar las transiciones.
- **Ejemplo:** "Primero recoge los juguetes, luego juega con la tablet."

3. **Gráficos de regulación emocional:**

   Ayudan a los niños a identificar y comunicar sus emociones mediante señales visuales, apoyando la conciencia emocional y la autorregulación.

- **Propósito:** Ayudar a los niños a identificar y expresar sus emociones.
- **Beneficio:** Apoyar la conciencia emocional y la autorregulación.
- **Ejemplo:** Un gráfico con caras que muestran diferentes emociones (feliz, triste, enojado, calmado) donde el niño puede señalar cómo se siente.

4. **Gráficos de economía de fichas:**

   Un sistema basado en recompensas que utiliza fichas para fomentar el comportamiento positivo, que luego se pueden canjear por un premio deseado.

- **Propósito:** Reforzar comportamientos positivos ganando fichas para obtener un premio.

- **Beneficio:** Fomentar comportamientos deseados mediante una representación visual del progreso.

- **Ejemplo:** Un gráfico de estrellas donde cada estrella ganada por un comportamiento positivo lleva a un pequeño premio al acumular un cierto número.

5. **Gráficos de dieta sensorial:**

    Organizan actividades sensoriales a lo largo del día para garantizar que los niños reciban la cantidad adecuada de estímulos sensoriales para mantenerse equilibrados y concentrados.

    - **Propósito:** Organizar actividades sensoriales a lo largo del día.

    - **Beneficio:** Ayudar a equilibrar las necesidades de estimulación sensorial, previniendo la sobreestimulación o subestimulación.

    - **Ejemplo:** Un gráfico con descansos sensoriales programados, como saltar en un trampolín, apretar una pelota antiestrés o tener tiempo tranquilo con auriculares que cancelan ruido.

6. **Gráficos de historias sociales:**

    Narrativas visuales que explican situaciones sociales

o experiencias nuevas, ayudando a los niños a prepararse y entender qué esperar.

- **Propósito:** Desglosar visualmente situaciones sociales o nuevas experiencias.

- **Beneficio:** Preparar a los niños para interacciones sociales o rutinas nuevas al explicar qué sucederá y cómo responder.

- **Ejemplo:** Una historia con imágenes y texto sencillo sobre ir al médico, qué pasará y cómo manejarlo.

7. **Gráficos de tareas:**

Proporcionan una representación visual de responsabilidades diarias o semanales, promoviendo la independencia y la participación en las rutinas.

- **Propósito:** Describir tareas diarias o semanales y responsabilidades.

- **Beneficio:** Fomentar la independencia y ayudar a los niños a comprender su papel en las rutinas del hogar.

- **Ejemplo:** Un gráfico semanal con espacios para tareas como poner la mesa, alimentar a las mascotas o ordenar.

8. **Gráficos de manejo del comportamiento:**

   Herramientas para rastrear comportamientos e identificar patrones, lo que ayuda a comprender los desencadenantes y a planificar estrategias de apoyo.

   - **Propósito:** Rastrear comportamientos e identificar patrones.

   - **Beneficio:** Ayudar a los padres y terapeutas a identificar desencadenantes y desarrollar estrategias para apoyar comportamientos positivos.

   - **Ejemplo:** Un gráfico que rastrea casos de crisis emocionales o comportamientos de auto-calmado, anotando hora, lugar y posibles desencadenantes.

9. **Gráficos de comunicación (PECS):**

   Sistemas de comunicación por intercambio de imágenes que permiten a los niños no verbales expresar sus necesidades seleccionando y compartiendo imágenes.

   - **Propósito:** Apoyar la comunicación no verbal mediante imágenes.

   - **Beneficio:** Mejorar la comunicación al proporcionar una manera para que los niños expresen sus necesidades y deseos.

- **Ejemplo:** Un tablero con imágenes de solicitudes comunes como "beber", "jugar" o "baño", que el niño puede señalar o entregar a un padre.

10. **Gráficos de análisis de tareas:**

    Desglosan actividades complejas en pasos pequeños y manejables, facilitando el aprendizaje sistemático de nuevas habilidades.

- **Propósito:** Dividir tareas complejas en pasos más pequeños y manejables.

- **Beneficio:** Facilitar el aprendizaje de nuevas habilidades al enfocarse en un paso a la vez.

- **Ejemplo:** Un gráfico paso a paso que muestre cómo lavarse las manos: abrir el grifo, mojarse las manos, aplicar jabón, frotar, enjuagar y secar.

Usar estos gráficos de manera regular puede ayudar a crear un entorno más estructurado y de apoyo tanto para el niño como para los padres, promoviendo la independencia, reduciendo el estrés y mejorando la comunicación.

Elemento Visual: Gráfico de Exploración de Intereses Especiales

Crea un gráfico que mapee los intereses especiales de tu hijo, detallando posibles actividades y oportunidades de aprendizaje relacionadas con cada pasión. Este gráfico puede servir como una guía visual, ayudándote a identificar formas de incorporar estos intereses en la vida diaria y en el aprendizaje. Al delinear claramente las conexiones entre los intereses y la educación, podrás apoyar mejor el crecimiento y desarrollo de tu hijo, asegurándote de que sus pasiones sigan prosperando.

Reconocer y abrazar los intereses especiales no se trata solo de apoyar los pasatiempos de un niño; se trata de fomentar un entorno donde puedan florecer. Estas pasiones ofrecen una ventana única a su mundo, brindando una visión de sus fortalezas y su potencial. Al alentar la exploración y el compromiso con estos intereses, no solo nutrimos su desarrollo, sino que también honramos su individualidad. Al hacerlo, creamos oportunidades para que sobresalgan y encuentren alegría en lo que les apasiona, tanto en el presente como en el futuro.

1.5 Entendiendo las Crisis y el Colapso Emocional

En el mundo de la crianza de un niño autista, las crisis y los colapsos emocionales son términos con los que te familiarizarás. Aunque puedan parecer similares, representan respuestas distintas a situaciones abrumadoras. Una crisis es una reacción intensa, a menudo emocional, en la que el niño puede expresar su malestar llorando, gritando u otros comportamientos externos. Esta respuesta puede compararse con una olla a punto de hervir, donde las emociones y los estímulos sensoriales se acumulan hasta desbordarse. Por otro lado, un colapso emocional es más interno. El niño puede retraerse, volverse no receptivo o buscar aislarse, intentando escapar de los estímulos que lo abruman. Piensa en ello como un interruptor que se apaga cuando el sistema está sobrecargado, resultando en una pausa temporal en la expresión externa.

Las crisis y los colapsos emocionales no son aleatorios; suelen seguir ciertos desencadenantes. La sobreestimulación es un factor común, donde el niño recibe más estímulos sensoriales de los que puede procesar. Esto puede suceder en un centro comercial lleno de gente, ante un cambio inesperado en la rutina o al exponerse a sonidos fuertes simultáneamente. Los cambios repentinos en el entorno o el horario también pueden precipitar estos episodios, alterando la previsibilidad de la que muchos individuos autistas dependen. Por ejemplo, una salida familiar que cambia inesperadamente puede inquietar a un niño que estaba mentalmente preparado para otro escenario. Comprender estos desencadenantes es crucial, ya que te permite anticiparte y prepararte para posibles reacciones.

Prevenir y manejar las crisis y los colapsos emocionales requiere estrategias proactivas. Establecer rutinas predecibles puede brindar la estabilidad y seguridad que tu hijo necesita. Los horarios diarios, los calendarios visuales y los rituales consistentes ofrecen un marco que reduce la ansiedad. Espacios seguros dentro de tu hogar u otros entornos pueden servir como refugios durante momentos abrumadores. Estos deben ser áreas donde tu hijo se sienta seguro, con objetos familiares y estímulos sensoriales mínimos. Crear estos espacios proporciona a tu hijo una opción inmediata para reagruparse y calmarse cuando enfrenta estímulos que lo angustian.

El periodo posterior a una crisis o colapso es vital para la recuperación emocional y el aprendizaje. Ofrecer afirmación y tranquilidad a tu hijo refuerza su sentido de seguridad y amor. Una vez pasada la tormenta emocional inicial, participa en conversaciones reflexivas para ayudarle a comprender lo que ocurrió. Anima a tu hijo a expresar sus sentimientos y pensamientos, incluso si esto toma tiempo. Este proceso no solo facilita el manejo emocional, sino que también ayuda a identificar desencadenantes específicos y a desarrollar mecanismos de afrontamiento para futuros episodios.

Discusión Reflexiva: Apoyo Posterior al Episodio

Después de que tu hijo se haya calmado, pídele suavemente que describa lo que sintió y por qué. Utiliza ayudas visuales o tarjetas de emociones si la comunicación verbal es un desafío. Escucha activamente y valida sus emociones, reforzando que está bien sentirse abrumado. Este proceso no solo ayuda en la recuperación emocional, sino que también equipa a tu hijo con el vocabulario y la confianza necesarios para expresarse en el futuro.

Navegar las crisis y los colapsos emocionales puede ser un desafío, pero también representa una oportunidad para el crecimiento y la comprensión. Al aprender a reconocer los desencadenantes y responder con empatía y practicidad, puedes ayudar a tu hijo a desarrollar resiliencia y autoconciencia. El objetivo no es eliminar por completo estos episodios, sino manejarlos de una manera que minimice la angustia y fomente el crecimiento emocional. Con paciencia y consistencia, puedes apoyar a tu hijo durante estas experiencias, fortaleciendo su vínculo y mejorando su capacidad para enfrentar el mundo que lo rodea.

Mientras avanzas, recuerda que cada paso que tomas para comprender y apoyar a tu hijo es un paso hacia una conexión más profunda y un futuro más prometedor.

CAPÍTULO 2: Construyendo una comunicación efectiva

Recuerdo un momento en el que estaba sentada frente a un niño pequeño y sus padres. El niño estaba alineando cuidadosamente sus coches de juguete, completamente concentrado. Mientras sus padres hablaban, noté un tablero lleno de imágenes en la pared detrás de él. Cada imagen representaba una parte de su día: una manzana para la hora de la merienda, una cama para la siesta y un coche para el trayecto a la escuela. Este horario visual no era solo decoración; era una herramienta esencial que le ayudaba a navegar su vida diaria. Le proporcionaba estructura, predictibilidad y, lo más importante, una forma de comunicar sus necesidades y entender el mundo que lo rodeaba. Para muchos niños en el espectro autista, las ayudas visuales ofrecen más que claridad: son un puente hacia una comunicación efectiva.

Las ayudas visuales son herramientas no verbales poderosas que simplifican la comunicación al convertir conceptos abstractos en algo tangible y concreto. Muchos niños autistas son aprendices visuales, lo que significa que procesan mejor la información a través de imágenes y representaciones visuales. Estas ayudas, como los horarios visuales y los calendarios con imágenes, pueden reducir drásticamente la frustración al proporcionar un punto de referencia estable. Imagina un niño que tiene dificultades para comprender instrucciones verbales sobre las actividades del día. Un horario visual puede transformar este desafío al mostrar la secuencia de eventos con imágenes claras y reconocibles. Esto no solo facilita la comprensión, sino que también empodera al niño al darle un sentido de control y expectativa.

Existen diversos tipos de ayudas visuales, cada una adaptada a diferentes necesidades y preferencias. Los tableros de comunicación, por ejemplo, son herramientas simples que permiten a los niños expresar sus elecciones y emociones a través de imágenes. Un niño puede señalar una imagen de agua para indicar sed o una imagen de un parque infantil para expresar el deseo de jugar. Estos tableros se pueden personalizar con imágenes que reflejen las experiencias y preferencias del niño, haciendo que la comunicación sea una tarea menos intimidante. Además, la tecnología ofrece soluciones innovadoras mediante aplicaciones diseñadas específicamente para la comunicación, proporcionando plataformas interactivas donde los niños pueden construir frases o expresar emociones a través de imágenes digitales. Estas aplicaciones son especialmente útiles para los niños que se sienten atraídos por las pantallas y la tecnología, transformando una posible distracción en una herramienta de comunicación. Personalmente, he utilizado tarjetas en una carpeta pequeña, ya que son fáciles de llevar y permiten agregar nuevas imágenes según sea necesario.

Implementar ayudas visuales de manera efectiva requiere consistencia y personalización. El uso consistente ayuda a reforzar la comprensión y la rutina, facilitando que el niño anticipe y se adapte a las actividades diarias. Si un niño sabe que cada mañana comienza con una imagen del desayuno, seguida de vestirse, puede prepararse mentalmente para la transición entre actividades. La personalización también es fundamental. Cada ayuda visual debe reflejar el mundo único del niño, incorporando imágenes y conceptos familiares que sean personalmente significativos. Esto podría incluir fotos de los propios zapatos del niño para la parte de "vestirse" de un horario visual o un personaje favorito para representar el tiempo de juego. Al adaptar estas herramientas a las preferencias individuales, se mejora su efectividad y se fomenta una conexión más profunda con el niño.

Los ejemplos de la vida real ilustran el impacto profundo que las ayudas visuales pueden tener en la comunicación. Consideremos a una niña pequeña que tenía dificultades para completar tareas de forma independiente. Sus padres introdujeron un horario visual que dividía cada tarea en pasos manejables, desde cepillarse los dientes hasta empacar su mochila escolar. Con el tiempo, aprendió a seguir estas señales visuales sin necesidad de recordatorios, ganando confianza y autonomía en su rutina. Estas historias de éxito no son casos aislados. Muchos padres han compartido experiencias similares en las que las ayudas visuales han abierto nuevos canales de comunicación, permitiendo a sus hijos expresar necesidades, preferencias y emociones con mayor claridad y facilidad. Esta nueva independencia no es solo un logro para el niño; es un testimonio del poder de las ayudas visuales para transformar la comunicación y fomentar el desarrollo.

2.1 Elemento Interactivo: Crear un Horario Visual Personalizado

Para crear un horario visual personalizado para tu hijo, comienza listando las actividades diarias en orden. Usa imágenes o fotografías que tu hijo pueda reconocer fácilmente. Organiza estas imágenes en secuencia en un tablero o utiliza una aplicación digital. Anima a tu hijo a interactuar con el horario, permitiéndole mover las imágenes a medida que complete cada tarea. Esta interacción no solo refuerza la rutina, sino que también le da a tu hijo un sentido de control sobre su día.

Las ayudas visuales hacen mucho más que facilitar la comunicación; empoderan a los niños al proporcionarles herramientas para expresarse e interactuar con su entorno. A través de la implementación cuidadosa de estas herramientas, puedes transformar conceptos abstractos en visuales comprensibles, cerrando brechas en la comunicación y fomentando la independencia. Al explorar diferentes tipos de ayudas visuales y adaptarlas a las necesidades de tu hijo, descubrirás nuevas formas de conectar y apoyar su crecimiento.

2.2 Historias Sociales: Preparando a tu Hijo para Nuevas Experiencias

La primera vez que me encontré con las historias sociales, me conmovió su simplicidad y su profundo impacto. Desarrolladas por la Dra. Carol Gray a principios de los años 90, estas narrativas estructuradas sirven como guías para los niños autistas, ayudándolos a comprender y navegar el mundo que los rodea. Las historias sociales usan un lenguaje simple e imágenes para ilustrar situaciones cotidianas, haciéndolas más comprensibles y menos intimidantes. Imagina a un niño enfrentándose a un nuevo año escolar. El entorno desconocido, las caras nuevas y las diferentes rutinas pueden ser abrumadores. Una historia social creada específicamente para este evento puede desglosar el día en partes manejables, ofreciendo una ventana sobre qué esperar y cómo responder.

Crear una historia social personalizada comienza identificando escenarios específicos que tu hijo pueda encontrar desafiantes. Ya sea una visita al dentista, asistir a una fiesta de cumpleaños o incluso un viaje al supermercado, cada escenario puede transformarse en una narrativa. Empieza reuniendo información sobre el entorno y los pasos involucrados en la actividad. Luego, utiliza oraciones simples y afirmativas para describir lo que sucederá y cómo podría sentirse tu hijo. Incluir personajes o escenarios familiares puede hacer que la historia sea más atractiva y relevante. Por ejemplo, si tu hijo adora a un personaje de dibujos animados en particular, considera incluirlo como guía o amigo dentro de la historia. Esto hace que la narrativa sea tanto educativa como reconfortante.

Los beneficios de usar historias sociales son numerosos. Reducen la ansiedad al establecer expectativas claras, permitiendo que los niños anticipen y se preparen para nuevas experiencias. Cuando un niño sabe qué esperar, el miedo a lo desconocido disminuye, reemplazado por una sensación de preparación y comprensión. Las historias sociales también mejoran la comprensión social al enseñar respuestas y comportamientos apropiados. Proporcionan un marco para que los niños aprendan normas sociales, como esperar su turno, pedir ayuda o expresar gratitud. Al practicar estos escenarios de manera segura y controlada, los niños desarrollan confianza y habilidades transferibles a situaciones de la vida real.

Considera la historia de un niño que temía visitar al dentista. Sus padres crearon una historia social que incluía fotos del consultorio del dentista, del dentista amable y de las herramientas utilizadas durante la visita. La historia describía cada paso del proceso, desde entrar a la sala de espera hasta sentarse en la silla del dentista. Al leer esta historia repetidamente antes de la cita, el niño se familiarizó con la experiencia. El día de la visita, entró al consultorio con un valor renovado, sabiendo exactamente qué esperar y cómo manejar sus emociones. Estas historias no son solo narrativas; son herramientas que empoderan a los niños para enfrentar el mundo con confianza y resiliencia.

Los padres pueden adaptar varios modelos de historias sociales para satisfacer las necesidades únicas de sus hijos. Por ejemplo, una historia sobre comenzar una nueva escuela podría incluir imágenes del edificio escolar, el aula y el maestro, junto con descripciones de actividades típicas del día escolar. Al personalizar estas historias, creas un recurso que no solo es educativo, sino también profundamente personal. Esta personalización refuerza el sentido de seguridad y comprensión del niño, haciendo que la transición a nuevas experiencias sea más fluida y positiva. Las historias sociales no son estáticas; evolucionan a medida que tu hijo crece y enfrenta nuevas situaciones, sirviendo como un recurso valioso para toda la vida.

Elemento Textual: Ejemplo de Plantilla para una Historia Social

Aquí tienes una plantilla sencilla para una historia social sobre visitar al dentista. Siéntete libre de adaptarla según las preferencias y experiencias de tu hijo:

"Hoy voy a visitar al dentista. El dentista ayuda a mantener mis dientes sanos."

"Cuando llegue, me sentaré en la sala de espera y miraré un libro o jugaré con un juguete."

"El dentista dirá mi nombre, y caminaré hasta la silla grande."

"La silla se mueve hacia arriba y hacia abajo, como un juego."

"El dentista usará herramientas especiales para revisar mis dientes. Puede sentirse un poco extraño, pero no dolerá."

"Cuando terminemos, recibiré una pegatina por ser valiente."

Las historias sociales ofrecen un medio accesible para preparar a los niños frente a los muchos desafíos de la vida. A través de narrativas simples, desmitifican lo desconocido, brindando a los niños las herramientas necesarias para enfrentar nuevas situaciones con comprensión y confianza. Al integrar estas historias en la rutina de tu hijo, no solo mejorarás su comprensión social, sino que también fortalecerás su capacidad para interactuar con el mundo de manera independiente.

2.3 El Poder de la Comunicación No Verbal

La comunicación no verbal es un lenguaje propio que, a menudo, dice más que las palabras. Para los niños autistas, comprender y expresar emociones a través del lenguaje corporal, las expresiones faciales y los gestos puede ser una parte esencial de su viaje comunicativo. Imagina un momento en el que tu hijo te mira con los ojos abiertos de emoción o preocupación. Ese breve contacto visual puede transmitir una profundidad de sentimientos que las palabras no siempre logran capturar. El contacto visual es un aspecto fundamental de la comunicación no verbal. Aunque puede ser un desafío para algunos niños autistas, incluso un breve momento de contacto ocular puede convertirse en una herramienta poderosa de conexión. Fomentar este hábito de manera suave y comprensiva ayuda a construir confianza y comprensión. Igualmente, importante es reconocer los gestos, como un simple asentimiento o un saludo, que pueden expresar consentimiento, desacuerdo o un cálido "hola".

Mejorar las habilidades no verbales requiere práctica y creatividad. Un método efectivo son los ejercicios de roles o dramatizaciones. Estas actividades permiten que los niños actúen en diferentes escenarios, experimentando con el lenguaje corporal y las expresiones en un entorno seguro. A través del juego, pueden aprender cómo ciertos gestos cambian el significado de una situación. Otra actividad interesante son los ejercicios frente al espejo, donde el niño se coloca frente a un espejo y reproduce diversas expresiones, desde una amplia sonrisa hasta un ceño fruncido pensativo. Esto no solo les ayuda a comprender sus propias expresiones faciales, sino que también les enseña a reconocer estas señales en los demás. Estas actividades no son solo divertidas; son una forma práctica de desarrollar habilidades comunicativas, dando a los niños la confianza para expresarse más allá de las palabras.

Al observar a tu hijo, puedes notar gestos únicos o movimientos repetitivos que son característicos de él. Estas señales no verbales pueden ser su forma de expresar necesidades o emociones. Tal vez aleteen sus manos cuando están emocionados o se balanceen suavemente en busca de consuelo. Comprender estas señales personales es crucial. Ofrecen una ventana hacia cómo tu hijo experimenta el mundo y cómo se comunica dentro de él. Al prestar atención a estas señales, puedes responder de manera más efectiva a sus necesidades emocionales y físicas. A veces, lo que parece un movimiento simple puede ser una forma rica de expresión, revelando mucho sobre el mundo interior de tu hijo.

La comunicación no verbal también desempeña un papel importante en la expresión emocional. Mientras que las palabras describen emociones, las señales no verbales a menudo las muestran. El ceño fruncido de un niño puede indicar confusión, mientras que una postura relajada sugiere comodidad y tranquilidad. Para ayudar a comprender estas señales, los gráficos visuales de emociones pueden ser herramientas invaluables. Estos gráficos muestran una variedad de emociones con expresiones faciales correspondientes. Al usar estas referencias, los niños pueden aprender a identificar y expresar sus sentimientos con mayor claridad. Esto no solo mejora su inteligencia emocional, sino que también aumenta su capacidad de conectar con los demás. Cuando un niño puede señalar una imagen que refleja sus sentimientos, encuentra una forma de expresarse, fomentando su alfabetización emocional y su desarrollo personal.

Reconocer la importancia de la comunicación no verbal abre la puerta a conexiones más profundas con tu hijo. Se trata de mirar más allá de las palabras y comprender los mensajes silenciosos transmitidos a través de gestos y expresiones. Esta consciencia puede transformar las interacciones, haciéndolas más significativas y enriquecedoras. A medida que fomentas estas habilidades en tu hijo, también aprendes a apreciar las sutilezas de su estilo de comunicación. Descubres nuevas formas de conectar, compartir y entenderse mutuamente en un lenguaje que trasciende las palabras, construyendo una relación rica en empatía y comprensión.

2.4 Desarrollar Habilidades de Escucha para una Mejor Interacción

En el a menudo caótico mundo de la vida familiar, la habilidad de escuchar activamente puede transformar las relaciones, especialmente cuando se cría a un niño autista. Escuchar no se trata solo de oír palabras; se trata de entender el mensaje subyacente, las emociones y las necesidades que se están comunicando. Para los niños autistas, que pueden tener dificultades para expresarse verbalmente, la escucha activa de los padres puede mejorar significativamente la comprensión mutua y fortalecer los lazos. Al escuchar con atención, estás mostrando a tu hijo que sus pensamientos y sentimientos son valiosos, fomentando confianza y empatía. Este enfoque atento puede hacer que tu hijo se sienta respetado y comprendido, estableciendo las bases para una relación construida sobre la empatía y la comunicación abierta.

Desarrollar habilidades de escucha en la familia requiere tanto modelar como fomentar estos comportamientos. Como padre, tienes la oportunidad de demostrar técnicas de escucha efectiva, mostrando a tu hijo cómo interactuar con los demás de manera reflexiva. Un enfoque práctico es incorporar juegos interactivos de escucha en la rutina diaria.

Estos juegos pueden ser simples pero efectivos, como "Simón dice" o "Teléfono descompuesto," que animan a los niños a prestar atención a instrucciones específicas y responder en consecuencia. Al convertir la escucha en una actividad divertida, fomentas que tu hijo practique esta habilidad en un ambiente relajado. Las actividades de turnos también desempeñan un papel crucial. Ya sea durante un juego o una conversación, tomar turnos enseña paciencia y la importancia de permitir que los demás hablen, un componente vital de la comunicación efectiva.

Los niños autistas suelen enfrentar desafíos únicos relacionados con la escucha. Las sensibilidades sensoriales pueden hacer que ciertos sonidos sean distrayentes o abrumadores, mientras que las dificultades en la velocidad de procesamiento pueden afectar la rapidez con la que se comprende la información. Para mejorar las habilidades de escucha, es importante abordar estas barreras de manera estratégica. Minimizar las distracciones durante las conversaciones puede ayudar a que tu hijo se concentre mejor. Esto podría implicar crear un espacio tranquilo libre de ruidos de fondo o usar auriculares para filtrar sonidos externos. Cambios simples como estos pueden marcar una gran diferencia en la manera en que tu hijo se involucra con lo que se dice. Además, descomponer la información en partes más pequeñas y manejables puede facilitar la comprensión, permitiendo que tu hijo procese y responda a su propio ritmo.

Los beneficios de mejorar las habilidades de escucha van mucho más allá de las simples conversaciones. Cuando tu hijo se convierte en un mejor oyente, sus interacciones se vuelven más significativas. Aprenden a captar señales sociales y a responder de manera adecuada, construyendo conexiones más sólidas con sus compañeros y miembros de la familia. Esta capacidad de participar más plenamente lleva a un aumento de la confianza en situaciones sociales, ya que tu hijo se siente más preparado para participar en discusiones y expresar sus pensamientos. Además, al fomentar un ambiente donde se valora la escucha, cultivas un hogar basado en el respeto mutuo y la apertura. A medida que crecen la confianza y la comprensión, también lo hace la profundidad de tu relación con tu hijo, creando una base de apoyo para su desarrollo continuo.

En el ámbito de la comunicación, la escucha es una piedra angular que sostiene todas las demás formas de interacción. Al centrarte en desarrollar estas habilidades en tu hijo, no solo mejoras su capacidad para comunicarse, sino que también lo empoderas para construir relaciones duraderas. A medida que sigues explorando formas de apoyar el crecimiento de tu hijo, recuerda que escuchar es una habilidad para toda la vida que beneficia a todos. Ya sea a través de juegos, conversaciones o momentos tranquilos de conexión, cada oportunidad para practicar la escucha es un paso hacia una vida familiar más conectada y armoniosa.

En el próximo capítulo, profundizaremos en estrategias prácticas de crianza diseñadas para apoyar el desarrollo de tu hijo y ayudarte a navegar por los desafíos y alegrías diarias de criar a un niño autista.

CAPÍTULO 3: Estrategias prácticas de crianza

Una tarde soleada, observé a un padre y a su hijo autista desenvolverse en el día con una sincronía que recordaba a una danza cuidadosamente ensayada. El niño, sosteniendo un conjunto de coloridas tarjetas con imágenes, pasaba de una actividad a otra de manera fluida, cada transición acompañada por una tranquila aprobación de su padre. Era un ejemplo claro del poder de la rutina, ese hilo invisible que une momentos de aprendizaje y juego en una armonía constante. En este capítulo, exploraremos cómo establecer rutinas consistentes puede transformar la vida diaria de tu hijo, brindándole seguridad y oportunidades para crecer.

3.1 Estructurando Rutinas Diarias para el Éxito

La consistencia y la previsibilidad son pilares fundamentales para crear un entorno estable para los niños autistas. Una rutina estructurada les ofrece un sentido de seguridad, reduce la ansiedad y les ayuda a entender qué esperar, algo crucial para su bienestar. Las rutinas matutinas pueden ser especialmente beneficiosas, ya que establecen un tono positivo para el resto del día. Incorporar horarios visuales que muestren la secuencia de actividades mediante imágenes o símbolos ayuda a los niños a comprender visualmente lo que les espera. Esto no solo facilita la gestión de expectativas, sino que también fomenta la independencia, ya que los niños aprenden a seguir el horario con poca intervención.

Los rituales nocturnos para relajarse son igualmente importantes, actuando como una transición suave entre las actividades del día y el descanso. Estas rutinas pueden incluir un baño relajante, un cuento antes de dormir y el uso de una lista de verificación para asegurarse de que todas las actividades previas al sueño se completen. Estos rituales no solo indican el final del día, sino que también ofrecen una previsibilidad reconfortante que facilita la transición al sueño. Al aplicar estas rutinas de manera consistente, ayudas a tu hijo a asociar actividades específicas con la relajación, promoviendo una mejor higiene del sueño y noches más tranquilas.

Para establecer rutinas efectivas, comienza observando los ritmos y preferencias naturales de tu hijo. Considera incluir pausas sensoriales a lo largo del día, breves períodos en los que tu hijo pueda realizar actividades que le ayuden a autorregularse, como estiramientos o el uso de juguetes sensoriales. Estas pausas pueden prevenir la sobrecarga sensorial y mantener el enfoque. Establecer horarios específicos para las comidas también contribuye a un horario predecible, alineándose con las necesidades biológicas de tu hijo y reduciendo los cambios de humor relacionados con el hambre. Usa ayudas visuales para reforzar estas rutinas, asegurándote de que estén claramente delineadas y sean fácilmente accesibles para que tu hijo las consulte.

La flexibilidad dentro de las rutinas también es esencial. Si bien la consistencia proporciona estabilidad, la vida es impredecible y, en ocasiones, se necesitan ajustes. Preparar a tu hijo para los cambios con anticipación puede ayudar a mitigar la ansiedad. Si se anticipa una interrupción en la rutina, como una cita médica o una salida familiar, informa a tu hijo con tiempo usando ayudas visuales o historias sociales. Estas herramientas pueden ayudarles a comprender y prepararse mentalmente para el cambio, reduciendo la posibilidad de angustia. Al encontrar un equilibrio entre rutina y adaptabilidad, enseñas a tu hijo que, aunque el mundo puede ser estructurado, también puede adaptarse a nuevas experiencias y oportunidades para crecer.

3.2 Elemento Visual: Lista de Verificación de Rutinas Diarias

Crea una lista de verificación diaria que incluya actividades matutinas, pausas sensoriales, horarios de comida y rituales nocturnos para relajarse. Utiliza imágenes o símbolos para representar cada tarea y colócala en un lugar visible para que tu hijo pueda consultarla fácilmente. Anima a tu hijo a marcar cada actividad completada, fomentando un sentido de logro y reforzando la rutina.

Los ejemplos de rutinas exitosas abundan, y cada una está adaptada a las necesidades específicas del niño. Una familia compartió cómo su rutina matutina, acompañada de un horario visual, transformó sus mañanas caóticas en inicios tranquilos y organizados. El niño, que antes se resistía a despertarse, ahora participa con entusiasmo en marcar cada tarea, desde cepillarse los dientes hasta preparar su mochila para la escuela. Este sentido de autonomía y logro no solo fortalece la confianza del niño, sino que también establece un tono positivo para el resto del día. Al adoptar rutinas estructuradas, creas un entorno donde tu hijo se siente seguro, enfocado y listo para interactuar con el mundo que lo rodea.

3.3 Facilitando Transiciones de Forma Suave

Las transiciones suelen ser una fuente de ansiedad para los niños autistas, quienes pueden encontrar desafiante pasar de una actividad a otra. No es raro que estas transiciones provoquen resistencia o malestar, principalmente debido a la dificultad para adaptarse al cambio. Para muchos niños autistas, el mundo puede parecer impredecible y abrumador, lo que hace que incluso pequeños cambios resulten intimidantes. Esta resistencia al cambio puede manifestarse en forma de ansiedad o berrinches, ya que el niño lucha por procesar y afrontar la nueva situación. Las transiciones mal manejadas pueden aumentar el estrés, derivando en crisis emocionales o comportamientos de evitación. Reconocer estos desafíos es el primer paso para crear un entorno de apoyo que facilite las transiciones.

Para ayudar a tu hijo a pasar de una actividad a otra con más facilidad, algunas estrategias prácticas pueden marcar una gran diferencia. Los temporizadores de cuenta regresiva son particularmente efectivos, ya que proporcionan una señal visual y auditiva que indica un próximo cambio. Al usar un temporizador que haga una cuenta regresiva antes de la transición, permites que tu hijo se prepare mentalmente, reduciendo el impacto de un cambio repentino. Las señales visuales, como tarjetas o imágenes, también pueden ayudar a conectar una actividad con la siguiente. Por ejemplo, una imagen de un libro podría indicar el final del tiempo de juego y el inicio del tiempo de lectura, brindándole a tu hijo una comprensión clara de lo que sigue. Canciones o señales específicas para las transiciones pueden agregar una capa de familiaridad y comodidad, convirtiendo lo que podría ser un momento estresante en una rutina predecible. Cantar una melodía simple o usar un sonido particular para marcar transiciones puede crear un sentido de continuidad y calma.

Prepararse con anticipación para las transiciones es clave para minimizar la ansiedad. Al incorporar historias sociales, puedes explicar los cambios con tiempo, proporcionando una narrativa que ayude a tu hijo a comprender y anticipar la transición. Estas historias pueden ilustrar qué sucederá, por qué está sucediendo y cómo podría sentirse tu hijo, ofreciendo claridad y tranquilidad. Ensayar transiciones es otro método efectivo, permitiendo que tu hijo practique pasar de una actividad a otra en un entorno controlado. Al practicar estos cambios, tu hijo gana confianza y familiaridad, haciendo que las transiciones en la vida real sean menos intimidantes. Estos pasos de preparación no solo alivian el estrés inmediato de las transiciones, sino que también desarrollan habilidades que tu hijo podrá aplicar en el futuro.

Manejar las transiciones con éxito puede transformar la rutina diaria de tu hijo, reduciendo las crisis emocionales e incrementando su disposición a participar en nuevas actividades. Cuando las transiciones se manejan suavemente, los niños suelen sentirse más seguros y en control, fomentando un sentido de independencia y confianza en sí mismos. Esta confianza recién adquirida puede animar a tu hijo a explorar y probar cosas nuevas, sabiendo que cuenta con el apoyo y la estructura que necesita. Más allá de los beneficios inmediatos, las transiciones exitosas contribuyen a un ambiente familiar más armonioso, donde el flujo del día es menos interrumpido por el estrés. A medida que tu hijo se vuelva más hábil en manejar transiciones, probablemente notarás un cambio en su disposición para participar en actividades variadas, desde probar un nuevo pasatiempo hasta visitar lugares desconocidos.

3.4 Elemento Interactivo: Ejercicio para Practicar Transiciones

Considera organizar un sencillo ejercicio de práctica de transiciones en casa. Crea un mini-horario con dos o tres actividades, como colorear, la hora de la merienda y un rompecabezas. Usa un temporizador con cuenta regresiva y señales visuales para indicar cada cambio e introduce una canción o señal específica para la transición. Anima a tu hijo a seguir el horario, ofreciendo refuerzos positivos y orientación en cada paso. Este ejercicio no solo ayuda a tu hijo a practicar transiciones en un entorno de baja presión, sino que también te brinda la oportunidad de observar y ajustar estrategias según sus necesidades únicas.

Al adoptar estas estrategias, creas un marco de apoyo que empodera a tu hijo para navegar por su mundo con mayor facilidad y confianza. Las transiciones, que alguna vez fueron una fuente de estrés, se convierten en oportunidades para el crecimiento y la conexión.

3.5 Creando un Entorno Sensorialmente Amigable en Casa

Al entrar en tu hogar, quieres que sea un santuario, un lugar donde tu hijo se sienta cómodo y en paz. Para los niños autistas, el entorno del hogar influye significativamente en su capacidad para procesar la información sensorial. Imagina un mundo donde el zumbido del refrigerador suena como una tormenta o donde el parpadeo de las luces fluorescentes resulta tan molesto como un estroboscopio. Los niveles de iluminación y ruido pueden calmar o estresar a tu hijo. Las luces brillantes y fuertes pueden sustituirse por bombillas cálidas y suaves o interruptores regulables que te permitan ajustar la intensidad según las necesidades de tu hijo. De manera similar, reducir el ruido ambiental con alfombras, cortinas o incluso una máquina de ruido blanco puede transformar una habitación ruidosa en un refugio tranquilo.

Las texturas y las temperaturas también juegan un papel importante; telas suaves y reconfortantes, junto con un clima interior estable, pueden marcar una gran diferencia. Para algunos, un suéter áspero o una corriente de aire puede ser una molestia menor, pero para tu hijo, pueden significar la diferencia entre la calma y el caos.

Establecer un espacio sensorialmente amigable en tu hogar no tiene por qué ser complicado. Comienza con un rincón tranquilo, quizás en su habitación o en un área menos transitada de la casa. Llena este espacio con muebles suaves: bolsas de frijoles, alfombras mullidas y cojines pueden crear un ambiente acogedor. Los colores calmantes, como azules suaves o verdes delicados, pueden pintar un fondo sereno. Estas tonalidades son conocidas por tener efectos relajantes, reduciendo la ansiedad y promoviendo la concentración. Considera agregar elementos que respondan a las preferencias sensoriales de tu hijo, como una pequeña tienda para sentirse protegido o una hamaca que proporcione un movimiento suave. Este espacio sirve como un refugio, un lugar donde tu hijo puede retirarse cuando el mundo se siente demasiado intenso, ofreciéndole la oportunidad de recargar energías.

Gestionar los estímulos sensoriales en el hogar requiere un equilibrio cuidadoso entre control y flexibilidad. Instalar interruptores regulables, como se mencionó, ayuda a modular la iluminación según las necesidades de tu hijo y el momento del día. Por ejemplo, durante la tarde, una luz más brillante puede ayudar a la concentración, mientras que por la noche, una iluminación más tenue puede señalar el momento de relajarse. Las máquinas de ruido blanco son excelentes para enmascarar sonidos disruptivos, creando un telón de fondo auditivo consistente que puede ayudar a tu hijo a concentrarse o relajarse. Son particularmente efectivas para bloquear ruidos repentinos que podrían ser desconcertantes. Además, considera la disposición de tu hogar: caminos despejados reducen la confusión y el desorden, mientras que organizar los muebles para crear espacios definidos puede ayudar a tu hijo a navegar por su entorno con mayor comodidad.

Los padres que han adoptado estas adaptaciones suelen compartir historias de transformación. Una madre describió cómo la introducción de un rincón sensorial en su sala de estar se convirtió en el lugar favorito de su hija. La niña, que solía tener frecuentes crisis emocionales después de la escuela, ahora se retira a su rincón, rodeada de sus texturas favoritas y una iluminación suave, para desconectarse y relajarse. Otra familia descubrió que al cambiar a bombillas de luz cálida y agregar una máquina de ruido blanco, su hijo, que antes tenía dificultades para dormir, ahora se duerme con mayor facilidad por las noches. Estos cambios, aunque aparentemente pequeños, tienen un impacto profundo en la vida diaria, ofreciendo no solo comodidad sino también un sentido de control sobre el entorno.

Crear un hogar sensorialmente amigable consiste en reconocer el perfil sensorial único de tu hijo y adaptar tu espacio para satisfacer esas necesidades. Se trata de ofrecerles un refugio seguro donde puedan explorar, aprender y encontrar tranquilidad en medio de las demandas sensoriales del mundo exterior. Este entorno no solo fomenta la comodidad, sino también el crecimiento, ya que tu hijo aprende a interactuar con su entorno con confianza y facilidad.

3.6 Refuerzo Positivo: Fomentando Comportamientos Deseados

En el día a día, fomentar los comportamientos deseados en tu hijo puede convertirse en una experiencia gratificante. El refuerzo positivo es una herramienta poderosa en este proceso, ya que se centra en premiar los comportamientos que deseas ver con más frecuencia. Imagina un sistema en el que cada pequeño paso adelante se reconoce y celebra, construyendo confianza y motivando nuevos avances. El refuerzo positivo se basa en este principio: al recompensar un comportamiento, aumentas la probabilidad de que se repita. Para los niños autistas, que prosperan en entornos con expectativas claras y consistentes, este método no solo es eficaz, sino también empoderador. Además, les permite ver cómo sus logros se acumulan con el tiempo, reforzando su autoestima y su capacidad para superar desafíos.

Implementar el refuerzo positivo requiere claridad y consistencia. Comienza identificando los comportamientos específicos que deseas fomentar. Ya sea compartir juguetes, completar una tarea o usar palabras para expresar necesidades, define claramente qué significa "éxito". Una vez que tengas claros los objetivos, asegúrate de que sean alcanzables. Por ejemplo, si deseas que tu hijo pruebe nuevos alimentos, empieza por un pequeño bocado en lugar de un plato completo. Establecer metas realistas sienta las bases para el éxito, minimizando la frustración y fomentando un sentido de logro. La consistencia en la aplicación del refuerzo es clave. Si prometes una recompensa por una acción en particular, asegúrate de cumplir con esa promesa cada vez que ocurra. Esta coherencia refuerza la conexión entre el comportamiento y el resultado positivo, ayudando a tu hijo a comprender y confiar en el proceso.

Las recompensas pueden adoptar muchas formas y deben adaptarse a los intereses de tu hijo. Los adhesivos y fichas son opciones populares, ya que ofrecen una representación visual y tangible del logro. Puedes crear un sistema en el que las fichas acumuladas se canjeen por un premio mayor, como una salida especial o un juguete nuevo. Esto enseña el concepto de gratificación diferida y establece metas claras. Para algunos niños, más tiempo de juego o privilegios especiales, como elegir la película de la noche familiar, pueden ser altamente motivadores. La clave es comprender qué valora tu hijo y utilizar eso como recompensa, asegurándote de que sea significativo y atractivo para ellos.

Los casos de éxito en el uso del refuerzo positivo son abundantes. Una familia compartió cómo un simple cuadro de adhesivos transformó la actitud de su hijo hacia las tareas domésticas. Al principio, se resistía a ordenar, pero pronto se entusiasmó por ganar adhesivos, que podía canjear por tiempo extra frente a la pantalla los fines de semana. Con el tiempo, ordenar dejó de ser una tarea pesada y se convirtió en una rutina natural, gracias al refuerzo positivo. Otra madre describió cómo los elogios verbales se convirtieron en un pilar del desarrollo de su hija. Al reconocer constantemente sus esfuerzos, desde usar palabras amables hasta completar la tarea escolar, su confianza creció. Los elogios verbales, combinados con recompensas tangibles, crearon un entorno donde se sentía valorada y motivada para seguir avanzando.

La belleza del refuerzo positivo radica en su adaptabilidad e impacto. Al centrarte en los comportamientos que deseas fomentar, creas un entorno de apoyo en el que tu hijo se siente comprendido y valorado. Este método no solo se trata de premiar acciones; se trata de construir una base de confianza y aliento que permita a tu hijo prosperar.

3.7 Adaptar el Tiempo de Juego para Fomentar el Desarrollo

El juego es un aspecto fundamental de la infancia, funcionando como un puente hacia el aprendizaje y la socialización. Para los niños autistas, el juego es mucho más que un pasatiempo; es una vía para desarrollar habilidades esenciales. A través del juego, los niños mejoran sus habilidades motoras, fundamentales para la coordinación y el control físico. Actividades como apilar bloques o superar un circuito de obstáculos fortalecen la destreza y la conciencia corporal. Además, el juego fomenta las interacciones sociales, proporcionando un contexto natural para aprender a compartir, turnarse y comprender las perspectivas de los demás. Estas interacciones son esenciales para construir relaciones y desarrollar empatía, habilidades que ayudan a los niños a moverse con confianza por los entornos sociales, tanto en la escuela como fuera de ella.

Existen diferentes tipos de juego, cada uno con beneficios únicos. El juego estructurado, como los juegos de mesa o los rompecabezas, ofrece reglas y objetivos claros, lo que ayuda a los niños a comprender límites y metas. Este tipo de juego es excelente para reforzar conceptos como seguir instrucciones y completar tareas. Por otro lado, el juego no estructurado, como dibujar libremente o el juego imaginativo, estimula la creatividad y la autoexpresión. Permite a los niños explorar sus intereses e ideas sin restricciones, fomentando la independencia y la innovación. Los juegos cooperativos son especialmente valiosos, ya que requieren que los niños trabajen juntos para alcanzar un objetivo común. Estos juegos enseñan colaboración y comunicación, habilidades esenciales para el desarrollo social. A través del juego cooperativo, los niños aprenden la importancia del trabajo en equipo y cómo navegar dinámicas grupales, habilidades que les serán útiles a lo largo de su vida.

Elegir actividades de juego que se alineen con los intereses y habilidades de tu hijo es crucial. El juego sensorial, por ejemplo, puede ser altamente beneficioso para los niños con sensibilidades sensoriales. Actividades como jugar con materiales táctiles como arena, agua o arcilla ofrecen beneficios terapéuticos, ayudando a los niños a procesar información sensorial de manera controlada y placentera. Estas actividades también pueden promover la relajación y la concentración, siendo ideales para momentos de transición o períodos de calma. Los juegos de narración interactiva pueden captar la imaginación de un niño mientras fortalecen sus habilidades de lenguaje y narración. Usar juguetes o accesorios para crear historias no solo fomenta la creatividad, sino que también ayuda a los niños a comprender la secuencia y las relaciones de causa y efecto. Estas sesiones de narración también pueden servir como una actividad de unión familiar, permitiendo a los padres entrar en el mundo de sus hijos y compartir sus aventuras imaginativas.

Algunas estrategias de juego han demostrado ser particularmente efectivas para apoyar el desarrollo. Construir historias sociales con juguetes, por ejemplo, es una forma creativa de enseñar conceptos sociales. Al representar escenarios con muñecos o figuras de acción, los niños pueden explorar diferentes situaciones sociales y practicar respuestas apropiadas. Este método ofrece un espacio seguro para que los niños experimenten con interacciones sociales y desarrollen una comprensión más profunda de las señales y normas sociales. Además, la tecnología puede desempeñar un papel de apoyo en el desarrollo. Las aplicaciones diseñadas para la exploración creativa pueden ofrecer experiencias interactivas que despierten la curiosidad de los niños y fomenten el aprendizaje. Estas herramientas digitales pueden introducir nuevos conceptos a través del juego, haciendo que el proceso de aprendizaje sea divertido y educativo. También brindan oportunidades para que los niños practiquen habilidades de forma independiente, fomentando la confianza y la autonomía.

El juego es una herramienta multifacética que apoya el desarrollo de numerosas maneras. Proporciona una plataforma para que los niños aprendan, exploren y crezcan, todo dentro del marco de la diversión y el compromiso. Al adaptar el tiempo de juego para satisfacer las necesidades e intereses únicos de tu hijo, le ofreces oportunidades para desarrollar habilidades esenciales mientras fomentas el amor por el aprendizaje. Este enfoque no solo apoya su desarrollo actual, sino que también sienta las bases para el éxito futuro, a medida que aprenden a navegar el mundo con confianza y curiosidad. A medida que avanzamos, exploraremos más estrategias para apoyar el crecimiento y el bienestar de tu hijo.

CAPÍTULO 4: Desarrollo emocional y social

Hace algunos años, me encontré sentada frente a un niño llamado Liam y su madre. Liam tenía un brillo especial en los ojos, una curiosidad silenciosa que era difícil pasar por alto. Sin embargo, cuando se trataba de expresar sus emociones, las palabras parecían escaparse de él, como arena entre los dedos. Su madre mencionó que a menudo luchaba por articular lo que sentía, refugiándose en el silencio o aislándose. Esta falta de vocabulario emocional creaba una barrera, no solo para comprender sus sentimientos, sino también para conectarse con los demás. Quedaba claro que construir un vocabulario emocional podía convertirse en un puente hacia una comprensión más profunda y conexiones más significativas.

La habilidad de identificar y expresar emociones es una destreza fundamental que permite a los niños manejar sus sentimientos y comunicarse de manera efectiva. Cuando los niños logran articular sus emociones, están mejor preparados para enfrentar la complejidad de las interacciones sociales y las relaciones personales. Al proporcionarles las herramientas necesarias para expresar lo que sienten, abrimos la puerta a una comunicación más clara y relaciones más sólidas.

Un método eficaz para ayudar a los niños a desarrollar su vocabulario emocional es a través de tarjetas o gráficos de emociones. Estas herramientas visuales ofrecen una manera sencilla y directa para que los niños asocien palabras con sentimientos. Imagina un gráfico en la pared con caras que representan diversas emociones: alegría, tristeza, frustración, emoción. Cada cara está acompañada por una palabra que describe ese sentimiento, creando una conexión visual y lingüística. Durante las interacciones diarias, puedes animar a tu hijo a señalar la cara que refleja cómo se siente en ese momento. Este simple ejercicio les ayuda a etiquetar sus emociones, transformando sentimientos abstractos en algo tangible. Con el tiempo, y con un uso constante, los niños comienzan a reconocer y articular sus emociones, reduciendo malentendidos y fomentando la inteligencia emocional. Este proceso no solo mejora la expresión emocional, sino que también fortalece la autoconciencia, permitiendo que los niños comprendan mejor sus reacciones y necesidades.

Ampliar el vocabulario emocional de un niño requiere técnicas estructuradas que sean tanto entretenidas como educativas. Los libros infantiles enfocados en emociones son un excelente punto de partida. Estas historias suelen presentar personajes que experimentan una variedad de sentimientos, permitiendo a los niños observar cómo se manifiestan en diferentes situaciones. Leer estas historias juntos brinda la oportunidad de pausar y hablar sobre las emociones de los personajes, haciendo preguntas como: "¿Cómo crees que se siente?" o "¿Qué harías si te sintieras así?". Representar diferentes escenarios emocionales mediante juegos de rol es otra herramienta poderosa. Este método interactivo permite a los niños actuar distintas emociones en un ambiente seguro, ayudándoles a practicar y reconocer diversos sentimientos. A través de estas actividades, los niños aprenden a conectar palabras con emociones, otorgándoles el lenguaje necesario para expresarse.

Reconocer las emociones en los demás es un paso crucial para mejorar las interacciones sociales. Cuando los niños logran comprender y empatizar con las emociones de otros, están mejor preparados para formar conexiones significativas. Juegos como "adivina la emoción" hacen que este proceso de aprendizaje sea divertido y atractivo. En este juego, los niños se turnan para representar distintas emociones sin usar palabras, mientras los demás intentan adivinar qué emoción están interpretando. Esta actividad no solo les ayuda a identificar emociones en los demás, sino que también les enseña a prestar atención a las señales no verbales, como las expresiones faciales y el lenguaje corporal. Estas habilidades son esenciales para desarrollar la empatía y mejorar las interacciones sociales, ya que permiten a los niños desenvolverse con mayor facilidad y comprensión en diferentes situaciones sociales.

Los ejercicios interactivos pueden reforzar aún más el vocabulario emocional de manera educativa y entretenida. Juegos de emparejamiento de emociones, por ejemplo, desafían a los niños a relacionar escenarios o imágenes con la emoción correspondiente. Estos juegos pueden ser tan sencillos como emparejar la imagen de un niño con un helado con la palabra "feliz". Llevar un diario de emociones con preguntas guiadas es otra estrategia eficaz. Proporcionarles frases iniciales como "Hoy me sentí..." o "Me sentí orgulloso cuando..." anima a los niños a reflexionar sobre sus emociones y experiencias. Esta práctica no solo fortalece su capacidad para expresar sentimientos, sino que también promueve la introspección y el crecimiento emocional.

A través de estas actividades, los niños ganan confianza en su habilidad para articular emociones, abriendo el camino hacia una mejor comunicación y habilidades sociales. Al proporcionarles estas herramientas, estás creando un entorno donde pueden explorar y expresar sus sentimientos con claridad, construyendo relaciones más profundas y significativas con quienes los rodean.

4.1 Elemento Interactivo: Creando un Diario de Emociones

Considera comenzar un diario de emociones con tu hijo. Proporciónale un cuaderno y una serie de preguntas o temas para guiar sus reflexiones. Anímalo a dibujar o escribir sobre sus sentimientos, utilizando palabras e imágenes para expresar sus emociones. Este diario puede convertirse en una herramienta valiosa para la autoexpresión, ayudándole a articular sus pensamientos y sentimientos de manera segura y creativa.

Construir un vocabulario emocional es un proceso transformador que cambia la forma en que los niños interactúan con el mundo. Al equiparlos con el lenguaje necesario para expresar sus emociones, los empoderamos para comunicarse eficazmente, manejar situaciones sociales y construir relaciones sólidas y empáticas. Esta base no solo apoya su desarrollo actual, sino que también los prepara para un futuro donde puedan prosperar tanto a nivel personal como social.

4.2 Fomentando la Empatía y la Comprensión

Cuando pienso en la empatía y su poder transformador, recuerdo una historia que compartió una madre sobre su hija, Emily. Emily siempre había sido una niña brillante, curiosa por el mundo, pero tenía dificultades para conectar con sus compañeros en la escuela. Un día, su maestra presentó un libro sobre un niño de una cultura diferente que enfrentaba la vida en una nueva ciudad. Emily quedó cautivada. A través de los ojos del niño, comenzó a entender emociones y experiencias distintas a las suyas. Este simple acto de leer le abrió la mente al rico tapiz de las emociones humanas, enseñándole que la empatía no solo se trata de sentir por los demás, sino de comprenderlos.

La empatía es el puente que nos conecta, permitiéndonos formar relaciones más profundas y significativas. Nos capacita para salir de nuestras propias experiencias y apreciar las perspectivas de los demás. Para los niños autistas, cultivar la empatía puede ser especialmente impactante, ya que mejora su capacidad para relacionarse con quienes los rodean, fomentando amistades y vínculos sociales.

Enseñar empatía comienza con la exposición a diversas experiencias y perspectivas. Los libros que resaltan diferentes culturas, antecedentes e historias de vida pueden ser herramientas poderosas. Estas historias permiten a los niños explorar emociones y situaciones que tal vez no encuentren en su vida cotidiana. Discutir los sentimientos y motivaciones de los personajes con tu hijo puede profundizar esta comprensión. Haz preguntas abiertas como: "¿Por qué crees que el personaje se sintió así?" o "¿Cómo te sentirías tú en su lugar?". Estas conversaciones animan a tu hijo a reflexionar críticamente sobre las emociones y a desarrollar una comprensión más matizada de la empatía. Al interactuar con historias, los niños aprenden a ver el mundo desde diferentes perspectivas, ampliando sus horizontes emocionales y fortaleciendo sus habilidades empáticas.

Como padre, tu papel en modelar la empatía es crucial. Los niños a menudo aprenden observando a quienes los rodean, especialmente a sus padres. Al demostrar comportamientos empáticos en situaciones cotidianas, enseñas a tu hijo el valor de la bondad y la comprensión. Comparte historias personales donde la empatía haya jugado un papel importante, quizás un momento en que ayudaste a un amigo en necesidad o apoyaste a un colega. Estas historias no solo ilustran la importancia de la empatía, sino que también muestran cómo se aplica en el mundo real. Anima a tu hijo a realizar actos de bondad y reflexión en su vida diaria. Gestos simples como escribir una nota de agradecimiento o ayudar a un vecino pueden reforzar la práctica de la empatía. Reflexiona sobre estos actos juntos, discutiendo el impacto que pudieron haber tenido en los demás.

Más allá de las historias y conversaciones, las actividades que promueven activamente la empatía pueden ser increíblemente efectivas. Participar en actividades de voluntariado como familia es una de ellas, brindando oportunidades para interactuar con comunidades diversas y entender diferentes experiencias de vida. Ya sea ayudando en un banco de alimentos local o participando en esfuerzos de limpieza comunitaria, estas actividades enseñan a tu hijo la importancia de retribuir y considerar las necesidades de los demás. Participar en discusiones grupales sobre eventos actuales y su impacto emocional también puede fomentar la empatía. Anima a tu hijo a expresar sus pensamientos y sentimientos sobre las noticias, explorando cómo diferentes problemas afectan a las personas en todo el mundo. Estas conversaciones pueden ser reveladoras, ayudando a tu hijo a conectar los eventos globales con las emociones y experiencias individuales.

4.3 Elemento Interactivo: Ejercicio de Reflexión sobre la Empatía

Reserva un momento cada semana para realizar un ejercicio de reflexión sobre la empatía con tu hijo. Durante este tiempo, pídele que piense en un acto de bondad reciente que haya presenciado o en el que haya participado. Juntos, hablen sobre cómo se sintió al respecto y cómo pudo haber impactado a los demás. Esta reflexión no solo refuerza el comportamiento empático, sino que también fomenta la autoconciencia y el crecimiento emocional.

La empatía es una habilidad que se desarrolla con el tiempo, alimentada por la exposición, la práctica y la reflexión. Al fomentar la empatía en tu hijo, le estás proporcionando las herramientas para comprender y conectarse con los demás de manera más significativa. Esta habilidad no solo mejora sus interacciones sociales, sino que también contribuye a su inteligencia emocional general, preparándolos para un mundo lleno de perspectivas y experiencias diversas. Al guiar a tu hijo en el cultivo de la empatía, también contribuyes a construir una sociedad más compasiva y comprensiva.

4.4 Fomentando la Interacción Social y las Amistades

Imagina un parque lleno de risas y conversaciones. Para muchos niños, es un lugar de alegría y conexión. Sin embargo, para los niños autistas, formar amistades en estos entornos puede ser abrumador. La simple idea de iniciar una conversación puede sentirse como subirse a un escenario sin un guion. Las señales sociales, como saber cuándo hablar o cómo responder, pueden ser desconcertantes, creando barreras que parecen insuperables. Estas dificultades no se limitan solo a las palabras; también incluyen el lenguaje no verbal de gestos y expresiones que las acompañan. A menudo, los niños autistas se encuentran al margen, deseando participar, pero sin saber cómo cerrar esa brecha.

Abordar estos desafíos requiere un enfoque cuidadoso. Una estrategia efectiva son las citas de juego estructuradas, que proporcionan un entorno controlado para las interacciones sociales. Al establecer metas y expectativas claras, creas un espacio seguro para que tu hijo practique habilidades sociales. Por ejemplo, la meta de una cita de juego podría ser compartir juguetes o turnarse en un juego. Estos pequeños pasos pueden aumentar gradualmente la confianza en entornos sociales. Practicar iniciadores de conversación es otra herramienta valiosa. Considera crear una lista de preguntas o frases simples que tu hijo pueda usar al conocer a alguien nuevo, como: "¿Cuál es tu juego favorito?" o "¡Me gusta tu camisa!". Representar estos escenarios en casa puede preparar aún más a tu hijo, permitiéndole ensayar y familiarizarse con diferentes intercambios sociales.

Los intereses comunes pueden actuar como un poderoso vínculo para formar amistades. Cuando los niños comparten una pasión—ya sea por los dinosaurios, los trenes o el arte—las barreras que normalmente dificultan la interacción tienden a desaparecer. Encontrar clubes o grupos que coincidan con los intereses de tu hijo puede crear oportunidades para que conecten con compañeros afines. Por ejemplo, si a tu hijo le encanta LEGO, un club local de LEGO podría ser el lugar ideal para conocer nuevos amigos. En este contexto, el enfoque pasa de las expectativas sociales al disfrute compartido, aliviando la presión de la conversación. Alentar a tu hijo a participar en estas actividades basadas en intereses puede llevar a interacciones naturales, donde las amistades se desarrollan de manera orgánica en torno a intereses comunes.

Piensa en la historia de Alex, un niño cuyo amor por los animales lo llevó a unirse a un grupo comunitario de vida silvestre. Al principio, Alex estaba inseguro, pero pronto se encontró rodeado de niños que compartían su entusiasmo. Juntos, realizaban caminatas por la naturaleza, observando aves e insectos, y su curiosidad compartida dio lugar a conversaciones que se convirtieron en amistades genuinas. A través de este interés compartido, Alex aprendió a desenvolverse en interacciones sociales con facilidad, descubriendo que cuando el enfoque estaba en su pasión, la ansiedad de socializar desaparecía.

Estas experiencias destacan los resultados positivos que pueden surgir de mejorar las habilidades sociales. Las amistades formadas a través de hobbies compartidos suelen ser más profundas y significativas, basadas en intereses mutuos en lugar de conexiones superficiales. A medida que los niños como Alex participan en estas actividades, no solo desarrollan habilidades sociales, sino que también construyen confianza en sí mismos, al darse cuenta de que tienen algo valioso que ofrecer. Este sentido de pertenencia y aceptación es invaluable, fomentando un sentimiento de comunidad y apoyo que puede extenderse más allá de la infancia.

Fomentar la interacción social y las amistades para los niños autistas requiere paciencia, creatividad y apoyo. Al abordar los desafíos comunes y proporcionar oportunidades estructuradas para practicar, puedes ayudar a tu hijo a desarrollar las habilidades necesarias para formar conexiones significativas. Estas amistades, basadas en intereses compartidos y comprensión mutua, ofrecen más que compañía: brindan un sentido de pertenencia y aceptación que puede enriquecer la vida de tu hijo de innumerables maneras.

4.5 Abordar el Acoso: Empoderar a Tu Hijo y a Ti Mismo

El acoso escolar es una realidad dura que muchos niños enfrentan, y para los niños autistas, puede ser particularmente devastador. Toma muchas formas, desde los insultos abiertos y la intimidación física del acoso presencial hasta los ataques más insidiosos y, a menudo, anónimos del ciberacoso. El impacto en el bienestar emocional de un niño puede ser profundo. El acoso puede generar una mayor ansiedad, depresión y una disminución de la autoestima. Crea un entorno de miedo, donde el niño puede sentirse inseguro o no bienvenido. Para los niños autistas, que ya pueden tener dificultades con las señales sociales y la comunicación, el acoso puede agravar los sentimientos de aislamiento y falta de comprensión. Es importante entender que el acoso no es solo una serie de incidentes aislados; es un patrón de comportamiento que puede tener efectos duraderos en la salud mental y el desarrollo del niño.

Prevenir y abordar el acoso comienza con fomentar un entorno de comunicación abierta. Anima a tu hijo a hablar sobre sus experiencias y sentimientos. Hazle saber que puede acudir a ti o a otro adulto de confianza siempre que se sienta amenazado o incómodo. Crear este espacio seguro es vital, ya que le asegura a tu hijo que no está solo y que sus preocupaciones son válidas. Practicar respuestas ante situaciones de acoso a través de juegos de rol también puede ser una estrategia efectiva. Al ensayar respuestas asertivas pero calmadas, tu hijo puede ganar confianza y prepararse para situaciones reales. Estos juegos de rol pueden incluir frases como "Por favor, detente" o "No me gusta eso," que empoderan a tu hijo para establecer límites y expresar su incomodidad. Esta preparación puede reducir el miedo asociado al acoso y darle a tu hijo una sensación de control.

Enseñar la autodefensa es otro componente crucial para abordar el acoso. Empoderar a los niños para que hablen por sí mismos puede mitigar significativamente los efectos del acoso. Al enseñarles habilidades de asertividad, ayudas a tu hijo a comunicar sus necesidades y defender sus derechos. Anímale a expresar sus sentimientos y opiniones con claridad, incluso en situaciones difíciles. Crear un plan personal para lidiar con los acosadores puede reforzar aún más este empoderamiento. Trabaja con tu hijo para desarrollar un conjunto de pasos que pueda seguir si se encuentra con situaciones de acoso, como buscar ayuda de un maestro o moverse a un lugar más seguro. Tener un plan establecido puede proporcionar a tu hijo una sensación de seguridad y preparación, haciéndolo menos vulnerable a los acosadores.

Como padre, abogar por tu hijo es fundamental para crear un entorno seguro. Comienza teniendo conversaciones abiertas con los maestros y administradores escolares sobre cualquier preocupación relacionada con el acoso. Al trabajar en colaboración con los educadores, puedes desarrollar estrategias y sistemas de apoyo adaptados a las necesidades de tu hijo. Esto puede incluir la creación de un Plan de Educación Individualizado (IEP, por sus siglas en inglés) que incorpore objetivos y apoyos relacionados con las interacciones sociales y la prevención del acoso. Además, involucrarte con grupos comunitarios en iniciativas contra el acoso puede ayudarte a crear una red de apoyo más amplia. Estos grupos pueden ofrecer recursos, talleres y herramientas de defensa que empoderen tanto a ti como a tu hijo. Al participar en estas iniciativas, no solo ayudas a tu hijo, sino que también contribuyes a una comunidad más segura e inclusiva para todos los niños.

Abordar el acoso no se trata solo de detener un comportamiento negativo, sino también de construir un entorno de apoyo y comprensión. Al empoderar a tu hijo con las habilidades y estrategias para manejar el acoso, lo ayudas a desarrollar resiliencia y confianza en sí mismo. Este empoderamiento trasciende la situación inmediata, equipando a tu hijo con herramientas que podrá usar a lo largo de su vida. A medida que continúas apoyándolo en estos esfuerzos, refuerzas la importancia de la empatía, la comprensión y la defensa de los derechos, valores que son fundamentales para su crecimiento y desarrollo. Estas experiencias sientan las bases para los próximos capítulos, donde exploraremos cómo fomentar un entorno nutritivo y de aceptación para tu hijo en todos los aspectos de su vida.

CAPÍTULO 5: Defensa y empoderamiento

Recuerdo estar sentada en la sala de espera de una escuela, con una carpeta llena de documentos en las manos y el corazón lleno de esperanza. Al mirar a mi alrededor, vi a otros padres con la misma expresión de determinación. Todos estábamos allí por un propósito común: abogar por nuestros hijos. En mi caso, era por los pequeños de mi preescolar. En ese momento, me di cuenta de que todos estábamos iniciando un camino para garantizar que nuestros hijos recibieran la educación que merecían. Era una experiencia tanto intimidante como empoderadora. Nos preparábamos para reuniones que moldearían el futuro de nuestros hijos, y la clave para el éxito era comprender el Programa de Educación Individualizado, o IEP por sus siglas en inglés.

Un IEP no es solo un documento; es un plan educativo personalizado diseñado para atender las necesidades únicas de los niños con discapacidades, incluidos aquellos en el espectro autista. Este plan detalla metas específicas y servicios adaptados a las fortalezas y desafíos de tu hijo, asegurando que reciba el apoyo necesario para prosperar en el entorno escolar. Los componentes principales de un IEP incluyen los niveles actuales de desempeño académico y funcional, metas anuales medibles, y una descripción detallada de los servicios de educación especial que tu hijo recibirá. Además, el IEP especifica cómo se medirá y reportará el progreso de tu hijo, garantizando transparencia y responsabilidad. Establecer metas medibles es esencial, ya que proporciona un punto de referencia claro para el éxito y permite evaluaciones y ajustes regulares. Al enfocarse en resultados tangibles, el IEP asegura que la experiencia educativa de tu hijo sea lo más enriquecedora posible.

Preparándote para una reunión del IEP

La preparación para una reunión del IEP es esencial para abogar de manera efectiva. Comienza reuniendo toda la documentación necesaria, incluidos IEP anteriores, informes de evaluaciones, y notas u observaciones que hayas hecho sobre el progreso y las necesidades de tu hijo. Esta preparación te garantiza una comprensión integral de la situación actual de tu hijo y te permite hablar con confianza sobre sus necesidades. También es útil preparar preguntas y preocupaciones con anticipación para guiar la conversación y asegurarte de que se aborden los temas críticos. Piensa en lo que deseas lograr en la reunión y anota puntos específicos que deseas discutir. Esto puede incluir aclarar aspectos del IEP, solicitar servicios adicionales o abordar áreas en las que tu hijo esté teniendo dificultades. Llegar a la reunión informada y organizada te empodera para abogar de manera efectiva y asegura que la voz de tu hijo sea escuchada.

Abogando durante el proceso del IEP

Abogar durante el proceso del IEP requiere una comunicación asertiva. Es importante expresar las necesidades de tu hijo con claridad y confianza, utilizando datos y ejemplos para respaldar tus puntos. La comunicación asertiva implica expresar tus posiciones de manera firme pero respetuosa, asegurando que los educadores comprendan la importancia de las necesidades de tu hijo. La colaboración con educadores y especialistas también es fundamental. Ve la reunión del IEP como un esfuerzo en equipo, donde cada participante contribuye con su experiencia para crear el mejor plan posible para tu hijo. Establecer relaciones positivas con maestros, terapeutas y administradores fomenta un ambiente colaborativo, lo que facilita trabajar juntos para abordar desafíos y encontrar soluciones. Recuerda que tú eres el principal defensor de tu hijo, y tus perspectivas son invaluables para moldear su experiencia educativa.

Haciendo seguimiento y monitoreando el progreso

El seguimiento y la evaluación regular son aspectos cruciales del proceso del IEP. La comunicación continua garantiza que el plan siga siendo relevante y efectivo. Programa revisiones periódicas para discutir los logros de tu hijo y cualquier área donde pueda necesitar apoyo adicional. Estas revisiones ofrecen una oportunidad para celebrar éxitos y abordar preocupaciones. A medida que tu hijo crece y sus necesidades evolucionan, es posible que se necesiten ajustes en el IEP. Sé proactiva al solicitar cambios o modificaciones en el plan para asegurarte de que siga satisfaciendo las necesidades de tu hijo. Esta participación constante no solo respalda el desarrollo de tu hijo, sino que también refuerza tu papel como una defensora comprometida.

Tus derechos y responsabilidades

Comprender tus derechos y responsabilidades dentro del proceso del IEP te empodera para tomar decisiones informadas y abogar de manera efectiva por tu hijo. El IEP es un documento vivo que debe evolucionar y adaptarse al viaje único de tu hijo. Al participar activamente en su creación e implementación, desempeñas un papel crucial en la configuración de su trayectoria educativa, asegurando que tenga el apoyo y los recursos necesarios para tener éxito.

5.1 Elemento Interactivo: Lista de Verificación para la Preparación de la Reunión del IEP

Crea una lista de verificación que te ayude a prepararte para una reunión del IEP. Incluye secciones para recopilar documentos, identificar metas, formular preguntas y anotar preocupaciones específicas. Esta lista puede servir como una herramienta integral para garantizar que estés completamente preparada, organizada y lista para abogar de manera efectiva por las necesidades de tu hijo.

Navegar por el proceso del IEP puede ser desafiante, pero con preparación y perseverancia, puedes garantizar que la experiencia educativa de tu hijo sea enriquecedora y solidaria. Al involucrarte con los educadores y participar en estas reuniones, no solo estás abogando por las necesidades actuales de tu hijo, sino también sentando las bases para su éxito futuro. Tu dedicación y compromiso son clave para liberar el potencial de tu hijo, y cada paso que das los acerca más a alcanzar sus capacidades plenas.

5.2 Comunicación Efectiva con los Educadores

En el ámbito educativo, construir relaciones positivas con los educadores no solo es beneficioso, sino transformador. Cuando los padres y maestros colaboran de manera efectiva, los resultados educativos de los niños mejoran significativamente. Se trata de crear una asociación donde ambas partes se sientan respetadas y valoradas. Establecer un respeto mutuo forma la base de esta relación. Cuando los educadores te ven como un aliado en la experiencia educativa de tu hijo, es más probable que inviertan esfuerzos en crear un entorno de aprendizaje solidario. Este respeto se cultiva a través de la comunicación abierta, la comprensión y el reconocimiento de la experiencia que cada uno aporta. Tú, como madre o padre, conoces mejor a tu hijo; el maestro comprende las dinámicas del aula. Juntos, pueden crear un plan que apoye las necesidades únicas de tu hijo.

La comunicación efectiva es clave para mantener esta asociación. Reuniones regulares y actualizaciones aseguran que tanto tú como los educadores estén alineados en cuanto al progreso y los desafíos de tu hijo. Estas pueden ser formales, como reuniones programadas, o informales, como un correo electrónico rápido o una llamada telefónica. El objetivo es mantener las líneas de comunicación abiertas, permitiendo un diálogo continuo. La retroalimentación constructiva es otro componente vital. Al discutir el desempeño o comportamiento de tu hijo, enfócate en soluciones en lugar de problemas. En lugar de señalar lo que no funciona, sugiere alternativas o pide la perspectiva del maestro sobre posibles estrategias. Este enfoque colaborativo fomenta un ambiente positivo donde ambas partes se sienten escuchadas y valoradas.

Es posible que surjan conflictos o desacuerdos, pero abordarlos diplomáticamente es crucial. La escucha activa durante las discusiones puede prevenir malentendidos y asegurar que las preocupaciones de cada persona sean completamente comprendidas. Escuchar genuinamente el punto de vista del educador demuestra respeto por su experiencia e intuición. Esto no significa que tengas que estar de acuerdo con todo; simplemente significa estar abierta a su perspectiva. Cuando ocurren desacuerdos, busca puntos en común. Identifica objetivos compartidos para tu hijo y enfócate en ellos. Al alinear los objetivos, pueden trabajar juntos para encontrar soluciones que beneficien a tu hijo. Este enfoque no solo resuelve el problema inmediato, sino que también fortalece la relación general.

Existen muchos ejemplos de colaboraciones exitosas entre padres y educadores. Imagina un escenario en el que un maestro y un padre desarrollen conjuntamente estrategias para el aula adaptadas a las necesidades de un niño. El padre puede notar que su hijo tiene dificultades con las transiciones, mientras que el maestro observa problemas durante las actividades grupales. Al combinar estas perspectivas, crean un plan que incluye ayudas visuales para las transiciones y roles designados durante el trabajo en grupo. Este enfoque personalizado no solo aborda los desafíos del niño, sino que también mejora su participación y compromiso.

En otro caso, una colaboración entre padre y maestro podría resultar en un plan de modificación de comportamiento que incorpore estrategias tanto en el hogar como en la escuela. Al alinear esfuerzos, crean un enfoque coherente que ayuda al niño a prosperar en ambos entornos. Estos ejemplos demuestran la importancia de que los padres no afronten solos estas situaciones y recalcan el poder del trabajo conjunto.

Estas historias de éxito ilustran el impacto de la colaboración. Cuando los padres y educadores trabajan juntos, crean un sistema de apoyo cohesivo que mejora la experiencia educativa del niño. Se trata de reconocer las fortalezas de cada uno y aprovecharlas en beneficio del niño. Esta colaboración no es un esfuerzo único, sino un proceso continuo que requiere compromiso y comunicación. Al fomentar estas relaciones positivas, aseguras que tu hijo reciba el apoyo y la comprensión que necesita para tener éxito. Este trabajo conjunto se convierte en un catalizador para el crecimiento, no solo académico, sino también social y emocional. Mientras continúas construyendo estas relaciones, recuerda que la comunicación efectiva es el puente que conecta todos los esfuerzos, creando un camino hacia el éxito para tu hijo.

5.3 Navegando el Sistema Escolar con Confianza

Entrar por primera vez a la escuela de tu hijo puede sentirse como adentrarse en un mundo vasto y complejo. Las escuelas están diseñadas para apoyar a una población diversa de estudiantes, cada uno con necesidades y fortalezas únicas. Comprender esta estructura puede facilitar la tarea de navegar y abogar por tu hijo. Dentro del sistema escolar, los servicios de educación especial desempeñan un papel crucial en el apoyo a los estudiantes con discapacidades, incluidos aquellos en el espectro autista. Estos servicios abarcan una variedad de programas adaptados para satisfacer las necesidades individuales de los estudiantes, desde instrucción especializada hasta tecnologías adaptativas. Otro recurso esencial son los consejeros escolares y terapeutas, quienes proporcionan apoyo emocional y psicológico, ayudando a los estudiantes a manejar desafíos y desarrollar estrategias de afrontamiento. Trabajan en estrecha colaboración con maestros y padres para crear una red de apoyo coherente que fomente un entorno de aprendizaje positivo.

Identificar los contactos clave dentro de la escuela es un paso importante para garantizar que se satisfagan las necesidades de tu hijo. Comienza poniéndote en contacto con el coordinador de educación especial, quien supervisa la implementación de los servicios de educación especial y actúa como enlace entre los padres y la escuela. Esta persona es tu recurso principal para preguntas sobre programas, adaptaciones y servicios disponibles para tu hijo. También es beneficioso interactuar con psicólogos escolares. Estos profesionales evalúan las necesidades de los estudiantes y ofrecen información sobre sus patrones de aprendizaje y comportamiento. Al construir relaciones con estos contactos clave, creas un equipo dedicado a apoyar la experiencia educativa de tu hijo. Saber a quién dirigirte para abordar preocupaciones específicas te empodera para abogar de manera efectiva y asegura que tu hijo reciba el apoyo necesario.

Abogar dentro del sistema escolar requiere un enfoque estratégico. Familiarizarte con las políticas del distrito es esencial. Estas políticas describen los derechos y responsabilidades de los estudiantes, padres y educadores, proporcionando un marco para abordar preocupaciones y solicitar cambios necesarios. Comprender estas políticas puede ayudarte a navegar el sistema con más confianza y garantizar que las necesidades de tu hijo sean priorizadas. Participar en reuniones del consejo escolar es otra forma poderosa de abogar por tu hijo. Estas reuniones brindan una plataforma para expresar inquietudes, compartir experiencias e influir en decisiones que afectan a toda la comunidad escolar. Al estar activamente involucrado, puedes contribuir a la creación de un entorno más inclusivo y solidario para todos los estudiantes.

La participación de los padres en las actividades escolares no solo es beneficiosa, sino transformadora. Al participar activamente en eventos y comités escolares, demuestras tu compromiso con la educación de tu hijo y fomentas un sentido de comunidad. Ofrecerte como voluntario para eventos escolares, ya sea ayudando en una feria o acompañando en una excursión, te permite interactuar con maestros, personal y otros padres, construyendo relaciones que enriquecen la experiencia educativa de tu hijo. Unirte a consejos o comités consultivos de padres es otra manera de contribuir de manera significativa. Estos grupos brindan una plataforma para colaborar con los administradores escolares en temas como el desarrollo del currículo, cambios en políticas y asignación de recursos. Tus conocimientos y experiencias como padre son invaluables para dar forma al enfoque educativo y de inclusión de la escuela.

La participación de los padres va más allá de los roles formales; incluye interacciones diarias y el compromiso con el aprendizaje de tu hijo. Asistir a reuniones con maestros, revisar tareas escolares y hablar con tu hijo sobre sus experiencias escolares son formas de mantenerte conectado e informado. Estas interacciones ofrecen oportunidades para abordar preocupaciones, celebrar logros y reforzar la importancia de la educación. Al estar activamente involucrado, creas un entorno de apoyo que fomenta el crecimiento y desarrollo de tu hijo. Esta participación no solo beneficia a tu hijo académicamente, sino que también promueve un sentido de pertenencia y comunidad dentro de la escuela.

Mientras navegas por el sistema escolar, recuerda que no estás solo. Muchos padres han enfrentado desafíos similares y han encontrado maneras de abogar de manera efectiva por sus hijos. Al comprender la estructura y los recursos disponibles, construir relaciones con contactos clave y participar activamente en actividades escolares, puedes garantizar que se satisfagan las necesidades de tu hijo y se realice su potencial. Tu participación es una fuerza poderosa para moldear su experiencia educativa y crear un entorno inclusivo y de apoyo donde puedan prosperar.

Construyendo Comunidad: Encontrar y Crear Redes de Apoyo

En el mundo de la crianza de un niño autista, el apoyo comunitario se convierte en un recurso invaluable. Proporciona tanto asistencia emocional como práctica, formando una red de seguridad basada en experiencias compartidas y sabiduría colectiva. Imagina contar con un grupo de personas que entiendan tus luchas y triunfos diarios, que ofrezcan empatía sin juzgar. Esta red puede ser una fuente de fortaleza y resiliencia, ayudándote a navegar las complejidades de la crianza con mayor facilidad. Dentro de estas comunidades, la resiliencia emocional se nutre a través del ánimo y la comprensión, fomentando un sentido de pertenencia. Hablar con otros que han enfrentado desafíos similares puede aliviar la carga emocional, brindando consuelo y camaradería.

Encontrar redes de apoyo existentes es un paso crucial para construir esta comunidad. Los grupos de apoyo para el autismo son un excelente punto de partida, a menudo disponibles en centros comunitarios locales o a través de proveedores de atención médica. Estos grupos ofrecen un espacio para compartir historias, intercambiar consejos y encontrar solidaridad con otros que están en un camino similar. Los foros en línea y los grupos en redes sociales amplían aún más estas oportunidades, conectándote con familias de todo el mundo. Plataformas como Facebook albergan numerosos grupos donde los padres comparten ideas, recursos y apoyo emocional. Estos espacios digitales pueden ser especialmente beneficiosos para quienes no tienen acceso a grupos locales, proporcionando un sentido de conexión y comunidad desde la comodidad del hogar.

Crear tu propia red de apoyo es otra opción valiosa a considerar. Podrías comenzar organizando reuniones informales con otros padres en tu área. Estas reuniones pueden ser casuales, como una mañana de café o una cita para jugar, donde los padres puedan relajarse e intercambiar ideas. El objetivo es fomentar un ambiente acogedor donde todos se sientan cómodos compartiendo sus experiencias. A medida que el grupo crezca, considera establecer una estructura más formal, como reuniones regulares o un espacio en línea dedicado. Crear un grupo en línea puede ampliar tu alcance, permitiéndote incluir a personas que quizás no puedan asistir en persona. Utiliza plataformas como WhatsApp o Facebook para crear un grupo donde los miembros puedan comunicarse, compartir recursos y planificar eventos.

Ejemplos de comunidades de apoyo exitosas muestran el profundo impacto que pueden tener en las familias. Talleres impulsados por la comunidad que se centran en aspectos específicos del apoyo al autismo, como estrategias de comunicación o entornos sensoriales amigables, brindan herramientas prácticas y conocimientos a los padres. Estos talleres a menudo incluyen oradores invitados o expertos, ofreciendo información valiosa y fomentando un sentido de empoderamiento entre los participantes. Los esfuerzos de defensa colaborativa son otro rasgo distintivo de las comunidades exitosas. Al unir fuerzas, los padres pueden abogar por mejores recursos, servicios y políticas en sus escuelas y gobiernos locales. Estos esfuerzos colectivos no solo benefician a las familias individuales, sino que también contribuyen a un cambio social más amplio, aumentando la conciencia y mejorando el apoyo para todos los niños con autismo.

El valor de estas redes va más allá del apoyo inmediato; crean conexiones y amistades duraderas. En estas comunidades, los miembros a menudo encuentran más que solo consejos; encuentran personas que se convierten en parte de su familia extendida. Las experiencias compartidas y la comprensión mutua forjan lazos que pueden durar toda la vida. Estas relaciones ofrecen un sentido de continuidad y apoyo, brindando la tranquilidad de que no estás solo al enfrentar los desafíos y las alegrías de criar a un niño autista.

A medida que construyes y te involucras en estas redes, contribuyes a un movimiento más amplio que aboga por la comprensión y la aceptación. El impacto de tu participación no se limita a tu círculo inmediato; se expande hacia afuera, influenciando percepciones y fomentando la inclusividad dentro de la comunidad en general. A través de estos esfuerzos colectivos, ayudas a crear un mundo donde las diferencias se celebran y cada niño tiene la oportunidad de prosperar. Tu participación en estas redes es un testimonio del poder de la comunidad, un recordatorio de que juntos, podemos lograr más de lo que podríamos solos.

En este capítulo, exploramos el poder del apoyo comunitario, los pasos para encontrar o crear redes y el impacto que estas comunidades tienen en las familias. Mientras avanzamos, recuerda que no estás solo. El apoyo y la compañía siempre están a tu alcance, listos para ayudarte a enfrentar los desafíos y celebrar los logros de criar a tu hijo. Juntos, construimos un mundo que abraza y respalda el potencial único de cada niño.

CAPÍTULO 6: Manejo de desafíos conductuales

Recuerdo a una madre que compartió la historia de su hijo, Ethan, quien siempre había disfrutado del sonido de los carillones de viento en su porche. Un día ventoso, cuando los carillones sonaban más fuerte de lo habitual, la alegría de Ethan se transformó en angustia. Su madre observó, con el corazón apesadumbrado, cómo él se cubría los oídos y se refugiaba dentro de la casa. Esta reacción inesperada fue un momento revelador. Ella se dio cuenta de que, aunque Ethan adoraba el tintineo suave de los carillones, el ruido amplificado durante una tormenta era abrumador, desencadenando su incomodidad. Esta experiencia resaltó la importancia crucial de comprender qué provoca los comportamientos desafiantes en los niños autistas y cómo estos desencadenantes pueden ser tanto ambientales como emocionales.

Identificar los desencadenantes conductuales es una parte esencial del apoyo a tu hijo. Al entender qué provoca ciertas reacciones, puedes tomar medidas proactivas para evitar que estas situaciones escalen. Los desencadenantes ambientales suelen incluir ruidos fuertes, espacios concurridos o luces brillantes, que pueden resultar intolerables para un niño con sensibilidades sensoriales aumentadas. Imagina entrar a un centro comercial lleno de luces intensas y una cacofonía de sonidos: un entorno así puede ser abrumador incluso para quienes no tienen estas sensibilidades. Para tu hijo, estos estímulos pueden volverse insoportables, provocando ansiedad o malestar. Reconocer estos desencadenantes te permite anticiparte y modificar el entorno de tu hijo, creando un espacio más cómodo y de apoyo.

Los desencadenantes emocionales, como la frustración o la ansiedad, también pueden conducir a comportamientos desafiantes. Cuando un niño se siente incomprendido o incapaz de comunicarse eficazmente, la frustración se acumula, a veces manifestándose como explosiones emocionales o retraimiento. La ansiedad también puede actuar como desencadenante, con situaciones nuevas o impredecibles generando estrés. Comprender estos desencadenantes emocionales es crucial para prevenir crisis emocionales y fomentar la autorregulación. Al identificar patrones asociados con estas emociones, puedes desarrollar estrategias que ayuden a tu hijo a manejarlas de manera más efectiva.

Observar y registrar los comportamientos es un enfoque práctico para identificar desencadenantes. Al mantener un registro de comportamientos, puedes rastrear cuándo y dónde ocurren los comportamientos desafiantes, anotando cualquier evento o estímulo que los preceda. Este registro es una herramienta valiosa, ya que ofrece información sobre patrones y ayuda a identificar desencadenantes específicos. Las aplicaciones móviles diseñadas para el seguimiento de comportamientos pueden simplificar este proceso, proporcionando una plataforma accesible para registrar y analizar comportamientos sobre la marcha. Estas herramientas te permiten detectar tendencias que podrían no ser evidentes de inmediato, como un momento particular del día en que tu hijo es más susceptible al malestar.

Una vez que se identifican los desencadenantes, puedes implementar estrategias para minimizarlos o evitarlos. Ajustar los estímulos sensoriales es un método efectivo. Esto puede incluir el uso de auriculares con cancelación de ruido o gafas de sol para reducir la sobrecarga sensorial. La clave es crear un entorno donde tu hijo se sienta seguro y en control. Programar actividades en momentos menos concurridos también puede ayudar. Por ejemplo, visitar un parque infantil durante horas más tranquilas reduce la probabilidad de encontrar multitudes o ruidos abrumadores. Al hacer estos ajustes, proporcionas a tu hijo una sensación de previsibilidad y comodidad, reduciendo la probabilidad de comportamientos desafiantes.

La comunicación juega un papel fundamental en la identificación y manejo de desencadenantes. Animar a tu hijo a expresar incomodidad antes de que esta aumente puede prevenir el malestar. Las ayudas comunicativas, como tarjetas con imágenes o aplicaciones, pueden facilitar este proceso, dando a tu hijo una herramienta para expresar sus necesidades y sentimientos. Enseñarles a señalar incomodidad, ya sea mediante palabras, señales o gestos, les da poder para tomar el control de su entorno. Cuando tu hijo puede comunicarse de manera efectiva, es menos probable que recurra a comportamientos impulsados por la frustración o la ansiedad.

6.1 Elemento Interactivo: Crear un Registro de Comportamiento

Considera establecer un registro de comportamiento para monitorear las respuestas de tu hijo a diferentes desencadenantes. Anota la hora, el lugar y las circunstancias específicas que rodean cada incidente. Con el tiempo, pueden surgir patrones que brinden información sobre los desencadenantes y te ayuden a desarrollar estrategias efectivas de prevención y apoyo.

Al comprender qué provoca los comportamientos desafiantes e implementar estrategias para abordarlos, puedes crear un entorno más solidario y armonioso para tu hijo. Este enfoque proactivo no solo previene el malestar, sino que también empodera a tu hijo para que navegue su mundo con mayor confianza y tranquilidad.

6.2 Manejo de Crisis: Estrategias para la Calma

Las crisis o "meltdowns" son significativamente diferentes de los berrinches, aunque a simple vista puedan parecer similares. Mientras que un berrinche suele ser una respuesta calculada de un niño para obtener algo, como un juguete o atención, las crisis son reacciones involuntarias a estímulos abrumadores. Ocurren cuando los estímulos sensoriales o emocionales superan la capacidad de un niño para enfrentarlos, resultando en una pérdida de control. Durante una crisis, las respuestas fisiológicas pueden incluir respiración rápida, aumento del ritmo cardíaco e incluso sudoración, ya que el cuerpo reacciona a lo que percibe como una amenaza. Esto no es un acto de desafío, sino una reacción neurobiológica a un estado interno caótico. Entender esta diferencia es crucial para brindar el apoyo adecuado. Mientras que los berrinches pueden manejarse con estrategias de comportamiento, las crisis requieren un enfoque diferente centrado en crear un entorno calmado.

Estrategias inmediatas durante una crisis

Cuando enfrentes una crisis, las estrategias inmediatas pueden ayudar a desescalar la situación de manera efectiva. Las técnicas de presión profunda suelen ser útiles; por ejemplo, un cobertor pesado puede proporcionar la sensación reconfortante de ser abrazado, lo que ayuda a calmar el sistema nervioso. Este tipo de presión ha demostrado reducir la ansiedad y promover una sensación de seguridad, convirtiéndolo en una herramienta valiosa durante una crisis. También, las herramientas sensoriales calmantes, como juguetes antiestrés, pueden ofrecer una distracción y un medio para la autorregulación. Estos elementos proporcionan un estímulo táctil que puede ayudar a centrar al niño y redirigir su enfoque lejos de los estímulos abrumadores. El objetivo es crear un entorno de apoyo que permita al niño recuperar el control a su propio ritmo, libre de estresores adicionales como luces brillantes o ruidos fuertes.

Recuperación después de una crisis

La recuperación posterior a una crisis es tan importante como la respuesta inmediata. Una vez que la tormenta inicial ha pasado, es vital ofrecerle a tu hijo un tiempo tranquilo en un espacio seguro. Este podría ser un lugar familiar en casa donde se sienta seguro y pueda relajarse sin presión. Dale el tiempo necesario para calmarse y procesar la experiencia. Una vez que esté tranquilo, anímalo suavemente a reflexionar sobre lo ocurrido. Hablar sobre el evento puede ayudarlo a entender sus desencadenantes e identificar formas de afrontarlos mejor en el futuro. Esta conversación debe abordarse con empatía y paciencia, reforzando que sus sentimientos son válidos y que tú estás allí para apoyarlo. Reflexionar sobre estas experiencias no solo ayuda en la recuperación emocional, sino que también desarrolla su capacidad para manejar situaciones similares en el futuro.

Ejemplos prácticos

Muchos padres y cuidadores han encontrado éxito con estas estrategias. Una madre compartió cómo su hija, que a menudo experimentaba crisis en lugares concurridos, encontró consuelo en un simple spinner. El movimiento repetitivo y el enfoque en un solo objeto ayudaron a su hija a manejar su ansiedad, proporcionando un ancla tangible en medio de la sobrecarga sensorial. Otro cuidador describió el uso de un chaleco con peso para un niño que luchaba con el caos de un aula concurrida. El chaleco ofrecía una presión constante y tranquilizadora que lo ayudaba a mantenerse calmado y concentrado, reduciendo la frecuencia e intensidad de las crisis. Estos ejemplos ilustran el poder de las intervenciones personalizadas, destacando que, con las herramientas y la comprensión adecuadas, los niños pueden enfrentar estos momentos desafiantes de manera más efectiva.

Es importante recordar que cada niño es único y lo que funciona para uno puede no funcionar para otro. Experimentar con diferentes técnicas y herramientas puede ayudarte a descubrir qué se adapta mejor a las necesidades de tu hijo. Ya sea creando un entorno sensorial amigable, empleando estrategias de calma o discutiendo experiencias después de una crisis, el enfoque siempre debe ser comprender y apoyar a tu hijo. Al hacerlo, no solo los ayudas a manejar desafíos inmediatos, sino que también los empoderas para construir resiliencia y confianza al enfrentar situaciones abrumadoras.

6.3 Implementación de Apoyos Positivos para el Comportamiento

Los Apoyos Positivos para el Comportamiento (Positive Behavior Supports, PBS) revolucionan la manera en que abordamos los comportamientos desafiantes al cambiar el enfoque del castigo al refuerzo de acciones deseables. A diferencia de los métodos disciplinarios tradicionales, que a menudo se centran en corregir el comportamiento negativo mediante consecuencias, los PBS buscan construir sobre lo positivo. El principio central de los PBS es simple pero poderoso: fomentar y recompensar los comportamientos que se desean repetir. Este enfoque no solo promueve un ambiente más positivo, sino que también empodera a los niños al destacar sus fortalezas y logros. Al centrarse en lo que un niño hace bien en lugar de lo que hace mal, los PBS contribuyen a cultivar un sentido de logro y motivación, lo que puede influir significativamente en el desarrollo y la autoestima general del niño.

Estableciendo expectativas y reglas claras

El establecimiento de expectativas y reglas claras es un paso fundamental para implementar los PBS de manera efectiva. Los niños, especialmente aquellos en el espectro autista, prosperan en entornos predecibles donde entienden lo que se espera de ellos. Comienza creando reglas visuales que sean fáciles de comprender y seguir. Estas pueden ser tablas con imágenes o ayudas visuales que representen comportamientos deseables, como compartir juguetes o completar tareas escolares. La consistencia es clave; una vez que las reglas están establecidas, deben reforzarse regularmente para asegurarse de que se conviertan en parte de la rutina del niño. Este refuerzo consistente ayuda a crear un entorno estructurado donde los niños sepan qué comportamientos se valoran y recompensan. La comunicación clara de estas expectativas, tanto verbal como visualmente, proporciona un marco dentro del cual los niños pueden actuar con confianza.

El rol fundamental del refuerzo positivo

El refuerzo positivo es esencial para el éxito de los PBS. Mediante el uso de refuerzos positivos, puedes fomentar la repetición de comportamientos deseables. Dos métodos efectivos son los sistemas de fichas y las tablas de recompensas. Los sistemas de fichas implican otorgar puntos o fichas a los niños por mostrar comportamientos positivos, que luego pueden canjear por una recompensa de su elección. Este sistema enseña a los niños sobre la gratificación diferida y el establecimiento de metas. Por otro lado, las tablas de recompensas ofrecen una representación visual de sus logros. Cada vez que un niño exhibe un comportamiento específico, recibe una calcomanía o marca en su tabla, trabajando hacia una recompensa mayor. El elogio inmediato y específico también es una herramienta poderosa. Cuando un niño escucha afirmaciones como: "¡Qué bien compartiste tus juguetes!", entiende exactamente qué comportamiento se está reconociendo, reforzando la acción y fomentando su repetición. Este elogio debe ser genuino y específico, directamente relacionado con el comportamiento que deseas fomentar.

Ejemplos de éxito con PBS

Los Apoyos Positivos para el Comportamiento han demostrado ser exitosos en diversos entornos, desde aulas hasta hogares, al abordar desafíos de comportamiento con empatía y eficacia. En un aula, por ejemplo, una maestra implementó un sistema de economía de fichas para fomentar la participación y la cooperación entre los estudiantes. Cada estudiante recibía una ficha por interacciones positivas y tareas completadas, que luego podían usar para "comprar" tiempo extra de juego o privilegios especiales en el aula. Este enfoque no solo aumentó la participación, sino que también promovió un ambiente colaborativo donde los estudiantes se motivaban mutuamente para alcanzar el éxito.

En el hogar, una madre utilizó una tabla de recompensas para ayudar a su hijo con las rutinas diarias, como vestirse de forma independiente y completar tareas del hogar. Con el tiempo, el niño comenzó a sentirse orgulloso de sus logros, motivado por el progreso visual en su tabla y las recompensas esperadas. El enfoque en el refuerzo positivo, en lugar del castigo, creó un ambiente más armonioso, donde el niño se sentía animado a cumplir con las expectativas y a contribuir de manera positiva.

En otro caso, una familia introdujo los PBS para abordar la resistencia frecuente de su hijo a las transiciones entre actividades. Al establecer expectativas claras con un horario visual y utilizar un sistema de fichas para recompensar las transiciones fluidas, observaron una mejora notable en la disposición de su hijo para pasar de una tarea a otra. Las fichas, que podían canjearse por una actividad o premio favorito, transformaron las transiciones de una fuente de estrés a una oportunidad de recompensa. Este cambio de enfoque, del desafío a la recompensa, hizo que el proceso fuera más manejable para el niño y menos estresante para la familia.

Adaptando PBS a las necesidades individuales

Implementar los Apoyos Positivos para el Comportamiento requiere comprender las necesidades y motivaciones individuales de cada niño. Al adaptar el enfoque para que se ajuste a sus intereses y fortalezas específicos, puedes crear un entorno de apoyo que fomente el crecimiento y el desarrollo positivo. Los PBS no son una solución única para todos, sino un marco flexible que, cuando se aplica de manera reflexiva, puede conducir a mejoras significativas en el comportamiento y el bienestar emocional.

6.4 Personalizando Estrategias para las Necesidades Individuales

Cada niño es un mundo en sí mismo, un sentimiento que resuena profundamente al criar a un niño autista. Las particularidades que hacen único a tu hijo también significan que los enfoques generalizados rara vez son suficientes. Los planes de comportamiento individualizados no solo son útiles, sino necesarios. Comprender las preferencias y aversiones personales de tu hijo es la base para diseñar estas estrategias personalizadas. Algunos niños pueden encontrar consuelo en el movimiento repetitivo de un columpio, mientras que otros se sienten tranquilos con la sensación táctil de una manta con peso. Reconocer estas sutilezas puede cambiar drásticamente la efectividad del apoyo conductual. Es vital observar a tu hijo, tomando nota de lo que le trae alegría y lo que le causa malestar. Estas observaciones forman el esqueleto de un plan individualizado que puede desarrollarse con estrategias e intervenciones específicas.

Desarrollar un plan de comportamiento personalizado es tanto un arte como una ciencia, y requiere colaboración y creatividad. Trabajar con terapeutas o educadores puede aportar una gran cantidad de experiencia y conocimientos. Estos profesionales entienden los hitos del desarrollo y las técnicas terapéuticas, y pueden ofrecer orientación adaptada a las necesidades únicas de tu hijo. Colaborar con estos expertos permite un enfoque compartido, combinando su conocimiento con tu comprensión íntima del mundo de tu hijo. De esta manera, se crea un marco sólido que apoya el crecimiento y el desarrollo de tu hijo. Incorporar los intereses de tu hijo en estos planes también es crucial. Si a tu hijo le fascinan los trenes, por ejemplo, usar actividades temáticas de trenes puede involucrarlo en el aprendizaje y el desarrollo, manteniéndolo motivado e interesado. Este compromiso es clave, ya que transforma las intervenciones de ser tareas obligatorias a actividades disfrutables y esperadas.

La flexibilidad y la capacidad de adaptación son el alma de los planes de comportamiento efectivos. La evaluación y el ajuste regulares aseguran que estas estrategias evolucionen junto con tu hijo. A medida que crecen y cambian, también deben hacerlo los enfoques que empleas. Monitorear el progreso es un proceso continuo, que requiere estar atento a cambios sutiles en las respuestas y necesidades de tu hijo. Esta vigilancia te permite realizar ajustes informados, asegurando que las estrategias sigan siendo relevantes y efectivas. Es un proceso dinámico que requiere paciencia y apertura a la experimentación. Sin embargo, las recompensas son significativas, ya que estos planes personalizados pueden conducir a avances en la comunicación, el comportamiento y el bienestar emocional.

Considera la historia de una niña llamada Ava, cuyos padres notaron su aversión a los entornos ruidosos. Colaborando con su terapeuta, desarrollaron un plan que incluía auriculares con cancelación de ruido y actividades tranquilas que Ava adoraba, como dibujar con pasteles suaves. Esta combinación no solo redujo su ansiedad en entornos ruidosos, sino que también la alentó a expresarse a través del arte. El éxito del plan residía en su personalización, incorporando los intereses y necesidades de Ava de una manera que le resonaba. De manera similar, un terapeuta compartió la anécdota de un niño que prosperaba en la previsibilidad. Sus padres crearon un horario visual con sus personajes de dibujos animados favoritos, convirtiendo las rutinas diarias en un juego. Esta estrategia no solo lo ayudó a pasar de una actividad a otra sin problemas, sino que también reforzó comportamientos positivos a través de un medio que encontraba atractivo y divertido.

Estas historias destacan el poder de las estrategias individualizadas para abordar comportamientos desafiantes. Al adaptar las intervenciones a las preferencias y aversiones únicas de tu hijo, creas un entorno de apoyo que fomenta el crecimiento y el aprendizaje. No se trata de forzar al niño a encajar en un molde predefinido, sino de moldear el entorno para adaptarse al niño. Este enfoque no solo mitiga los comportamientos desafiantes, sino que también empodera a tu hijo, brindándole las herramientas para navegar su mundo con confianza y autonomía. El viaje de personalización es continuo y requiere adaptación y creatividad, pero los resultados suelen ser transformadores, llevando a una experiencia más armoniosa y satisfactoria tanto para ti como para tu hijo.

A medida que sigues explorando estas estrategias, recuerda que el objetivo no es la perfección, sino el progreso. Cada pequeño paso hacia adelante es una victoria, un testimonio de tu dedicación y comprensión. Con paciencia y persistencia, puedes crear un entorno donde las habilidades únicas de tu hijo sean celebradas y fomentadas, allanando el camino hacia un futuro lleno de promesas y potencial.

CAPÍTULO 7: Dinámicas familiares y apoyo

Recuerdo una tarde soleada en el parque con mis hijos, marcada por las risas alegres de hermanos corriendo sobre el césped. Era una escena sencilla, pero llena de significado profundo. En el corazón de su juego, vi la esencia del vínculo entre hermanos: apoyo, comprensión y un mundo compartido que a menudo trasciende las palabras. Para las familias con un hijo autista, los hermanos juegan un papel crucial. No son solo compañeros de juego, sino partes fundamentales de la red de apoyo que sostiene la vida familiar. Su posición única conlleva tanto desafíos como oportunidades para cultivar la empatía y la comprensión.

Los hermanos de niños autistas a menudo se convierten en pilares de fuerza y apoyo. Su presencia brinda una sensación de normalidad y continuidad que puede ser reconfortante. Sin embargo, el papel de un hermano va más allá de la compañía. Se convierten en defensores, aliados y, en ocasiones, educadores, ayudando a los demás a entender y aceptar las particularidades del autismo. Las interacciones cotidianas entre hermanos pueden fomentar un ambiente de aceptación e inclusión, vital para el bienestar emocional del niño autista. Incorporar actividades lideradas por hermanos puede enriquecer esta dinámica. Alentar a tus hijos a participar juntos en actividades, como construir un fuerte o realizar proyectos de arte, puede fortalecer su relación y enseñar lecciones invaluables sobre trabajo en equipo y cooperación. Introducir un sistema de compañeros también puede ser beneficioso. Al emparejar a los hermanos para ciertas tareas o rutinas, cultivas la responsabilidad y el apoyo mutuo, fomentando un vínculo más profundo basado en la confianza y las experiencias compartidas.

Educar a los hermanos sobre el autismo es esencial para ayudarlos a entender las necesidades y comportamientos únicos de su hermano o hermana. Proveer explicaciones adecuadas a su edad puede desmitificar el autismo y disipar cualquier malentendido o temor. Los libros infantiles que explican el autismo en términos accesibles pueden ser herramientas poderosas. Estos libros suelen usar personajes y situaciones familiares para ilustrar qué significa ser autista, haciendo que conceptos complejos sean más comprensibles para los más pequeños. Otro enfoque eficaz es organizar reuniones familiares o talleres donde los hermanos puedan hacer preguntas y expresar sus sentimientos. Estos encuentros ofrecen un espacio seguro para el diálogo abierto, asegurando que los hermanos se sientan escuchados e informados. A medida que los niños crecen, su comprensión y preguntas evolucionarán, lo que hace importante revisar estas conversaciones periódicamente para abordar nuevas inquietudes y profundizar su comprensión.

Fomentar la empatía y la comprensión entre los hermanos se puede lograr mediante actividades intencionales diseñadas para construir conexión y perspectiva. Los juegos de intercambio de roles pueden ser particularmente reveladores. Al cambiar los roles, los hermanos pueden experimentar las perspectivas del otro, desarrollando empatía e ideas sobre sus experiencias únicas. Por ejemplo, pedirle a un hermano no autista que comunique sin palabras o que navegue por un entorno lleno de estímulos sensoriales puede proporcionar experiencias valiosas para construir empatía. Estas actividades no solo promueven la comprensión, sino que también fortalecen el vínculo entre hermanos, creando una red de apoyo donde las diferencias se celebran en lugar de ser simplemente toleradas.

He sido testigo de cómo la participación de los hermanos puede transformar las dinámicas familiares. Una familia que conozco creó una tradición semanal en la que cada hermano tomaba turnos para liderar una noche de juegos en familia. El niño autista elegía juegos que incorporaban sus intereses, mientras que sus hermanos adaptaban las reglas para garantizar que todos pudieran participar. Esta sencilla tradición se convirtió en un ritual apreciado, promoviendo la inclusión y enseñando adaptabilidad. Otra familia encontró éxito a través de grupos de apoyo para hermanos, donde los niños podían compartir experiencias y aprender de compañeros con dinámicas familiares similares. Estos grupos brindaron un sentido de pertenencia y validación, reforzando que no están solos en sus vivencias.

7.1 Elemento Interactivo: Diario de Reflexión para Hermanos

Considera iniciar un diario de reflexión para los hermanos. Anima a tus hijos a escribir o dibujar sobre sus experiencias y sentimientos relacionados con tener un hermano autista. Proporciónales preguntas guía, como: "¿Qué aprendiste hoy sobre tu hermano o hermana?" o "Describe un momento divertido que compartieron juntos." Este ejercicio fomenta la introspección y la empatía, ayudando a los hermanos a articular sus pensamientos y profundizar su comprensión del autismo.

La participación de los hermanos en la vida de un niño autista es un regalo que trasciende la familia inmediata. Nutre la empatía, la resiliencia y un sentido de responsabilidad que llevan a sus interacciones sociales más amplias. Al empoderar a los hermanos con conocimiento y oportunidades para conectarse, creas un ambiente familiar donde cada miembro se siente valorado y comprendido. A medida que los hermanos crecen juntos, aprenden a navegar las complejidades de la vida con compasión y perspicacia, forjando lazos que son tanto duraderos como transformadores.

7.2 Estrategias de Crianza Compartida para la Consistencia

En el entramado de la crianza, la consistencia es el hilo que une los innumerables patrones y colores de la vida familiar. Para los padres de niños autistas, mantener un enfoque consistente en ambos hogares —especialmente si están separados— es crucial para el desarrollo y la estabilidad emocional del niño. Los niños prosperan cuando saben qué esperar, y la consistencia en los estilos de crianza ayuda a crear un entorno estable. Las reglas y rutinas unificadas son fundamentales para lograr esta estabilidad. Cuando ambos padres siguen el mismo conjunto de pautas y expectativas, se reduce la confusión y el estrés para el niño. Esto no significa que cada hogar deba ser idéntico, pero sí implica que los principios básicos —como las rutinas antes de dormir, los métodos disciplinarios y las normas alimenticias— estén alineados. La consistencia proporciona un marco dentro del cual los niños se sienten seguros, permitiéndoles concentrarse en aprender y crecer en lugar de lidiar con cambios impredecibles.

Mantener un diálogo abierto entre los padres es esencial para garantizar esta consistencia. Las reuniones de planificación regulares pueden ser invaluables. Estas reuniones ofrecen un tiempo dedicado para discutir el progreso del niño, abordar cualquier desafío y ajustar estrategias según sea necesario. Son un espacio para que ambos padres expresen sus preocupaciones y esperanzas, asegurando que cada voz sea escuchada y valorada. Las técnicas de resolución de conflictos, como la escucha activa y el compromiso, pueden ayudar a superar las diferencias en los estilos de crianza. Es vital abordar estas discusiones con empatía y disposición para entender la perspectiva del otro padre. Al centrarse en objetivos comunes —como el bienestar y la felicidad del niño— los padres pueden encontrar puntos en común y trabajar de manera colaborativa. La comunicación abierta y respetuosa no solo beneficia al niño, sino que también fortalece la relación de crianza compartida, fomentando un espíritu de trabajo en equipo y apoyo mutuo.

Un plan estructurado de crianza compartida puede servir como un esquema para garantizar la consistencia. Estos planes formalizan los enfoques acordados y aseguran que ambos padres estén alineados en sus esfuerzos. Los acuerdos escritos sobre los métodos de crianza pueden aclarar expectativas y responsabilidades, reduciendo la posibilidad de malentendidos. Dichos acuerdos podrían incluir detalles sobre rutinas específicas, medidas disciplinarias y estrategias de comunicación. Las revisiones programadas del plan de crianza compartida también son importantes. Los niños crecen y cambian, y las estrategias utilizadas para apoyarlos deben evolucionar con ellos. Revisar y ajustar regularmente el plan permite a los padres adaptarse a nuevos desafíos y celebrar los logros. Al mantener el plan dinámico y receptivo, los padres pueden satisfacer mejor las necesidades cambiantes de su hijo.

Las familias que han adoptado una crianza compartida efectiva suelen compartir historias de armonía y éxito. En un caso, una familia reconstituida encontró paz gracias a un compromiso compartido con la comunicación y la flexibilidad. Al tratarse como aliados en lugar de adversarios, crearon un entorno de apoyo para su hijo. Llamadas semanales por video entre los padres aseguraron que se mantuvieran conectados e informados, incluso cuando estaban separados. Esta solución simple pero efectiva fomentó un sentido de unidad y coherencia que benefició a todos los involucrados. Otra familia descubrió soluciones innovadoras al implementar un calendario digital compartido. Esta herramienta permitió que ambos padres estuvieran al tanto de las citas, los eventos escolares y las sesiones de terapia, eliminando la confusión y fomentando la colaboración. Al adoptar la tecnología como puente, facilitaron transiciones más fluidas entre los hogares y fortalecieron su asociación de crianza compartida.

En el ámbito de la crianza compartida de un niño autista, la consistencia y la comunicación abierta son fundamentales. Proporcionan la estabilidad y el apoyo necesarios para el desarrollo y el bienestar del niño. Al trabajar juntos como un equipo, los padres pueden crear un entorno nutritivo en el que su hijo pueda florecer. A través de la comprensión mutua y la colaboración, los padres compartidos pueden garantizar que su hijo se sienta apoyado y amado, independientemente de las circunstancias.

7.3 Creando Actividades Familiares Inclusivas

En el mosaico de la vida familiar, las actividades inclusivas actúan como azulejos vibrantes que unen a todos, fomentando un sentido de unidad y pertenencia. Estas actividades crean un espacio compartido donde todos los miembros de la familia, independientemente de sus habilidades, pueden conectarse, aprender unos de otros y construir recuerdos duraderos. La belleza de las actividades inclusivas radica en su capacidad para fortalecer los lazos familiares al ofrecer experiencias compartidas que trascienden las diferencias individuales. Imagina a una familia reunida alrededor de la mesa para una noche de juegos, con cada miembro participando y contribuyendo de manera única. Al adaptar las reglas para acomodar a todos, como dar más tiempo para tomar decisiones o incluir ayudas visuales, se crea un ambiente en el que todos pueden participar con alegría. Esto no solo mejora la experiencia, sino que también nutre la empatía y la comprensión dentro de la familia, ya que cada persona aprecia las perspectivas y habilidades de los demás.

Las caminatas por la naturaleza ofrecen otra maravillosa oportunidad para el vínculo familiar inclusivo. Estas caminatas no se tratan solo de ejercicio o aire fresco; son una invitación a involucrar todos los sentidos y explorar el mundo juntos. Para un niño autista, una caminata por la naturaleza puede ser una experiencia sensorial rica, llena de sonidos como el crujir de las hojas, la vista de pájaros coloridos y la sensación de la brisa fresca. Al adaptar la caminata para incluir actividades sensoriales, como detenerse a tocar diferentes texturas o escuchar los sonidos naturales, puedes crear una salida significativa e inclusiva. Estas experiencias fomentan la curiosidad y el aprendizaje para todos los miembros de la familia, quienes pueden compartir observaciones y descubrimientos, cultivando un sentido de asombro y conexión con el mundo natural.

En el ámbito de la creatividad, los proyectos artísticos colaborativos ofrecen otra vía para la inclusión. El arte trasciende la comunicación verbal, permitiendo a los niños expresarse a través de colores, formas y texturas. Cuando toda la familia participa en la creación de un mural o una serie de pinturas, cada persona aporta su visión y estilo único al proyecto. Puedes adaptar estas actividades para satisfacer las necesidades de tu hijo ofreciendo una variedad de materiales, como papel texturizado o pinceles grandes, que se ajusten a sus preferencias sensoriales. Los roles de participación flexibles aseguran que todos, desde los más pequeños hasta los mayores, puedan contribuir de manera significativa, ya sea pintando, organizando materiales o proponiendo ideas. El resultado es una obra maestra colectiva que simboliza la naturaleza diversa pero armoniosa de tu familia.

Adaptar las actividades para satisfacer las necesidades individuales requiere creatividad y sensibilidad. Implica reconocer las fortalezas y desafíos de cada miembro de la familia y ajustar las tareas en consecuencia. Por ejemplo, durante una actividad de cocina, si un niño se destaca midiendo los ingredientes mientras otro disfruta mezclando, asignar roles según estas preferencias asegura que todos participen y se sientan valorados. Este enfoque no solo hace que la actividad sea agradable, sino que también enseña a los niños la importancia de la colaboración y el trabajo en equipo. Al personalizar las tareas de esta manera, refuerzas la idea de que cada contribución es valiosa, fomentando un sentido de logro y pertenencia para todos.

Las familias que adoptan la inclusión a menudo comparten conmovedoras historias de transformación. Una familia convirtió en tradición la organización de picnics comunitarios diseñados para ser inclusivos para niños de todas las capacidades. Con juegos y actividades adaptados, crearon un espacio acogedor donde todos se sintieron incluidos. Estos eventos se convirtieron en un punto culminante para la comunidad, fortaleciendo lazos y construyendo amistades que trascendieron el núcleo familiar. Otra familia adaptó sus tradiciones navideñas para incorporar decoraciones y actividades amigables con las sensibilidades sensoriales, asegurando que su hijo autista pudiera participar plenamente. Estas adaptaciones no solo enriquecieron sus celebraciones, sino que también profundizaron la conexión familiar, ya que cada miembro se sintió visto y valorado tal como es.

Las actividades familiares inclusivas no se tratan solo de encontrar un terreno común; se trata de celebrar las contribuciones únicas que cada persona aporta a la familia. Al abordar las actividades con apertura y disposición para adaptarse, creas una cultura familiar que valora la diversidad y fomenta la unidad. Estas experiencias compartidas se convierten en los hilos que tejen a tu familia, creando un tapiz de amor, comprensión y alegría compartida.

7.4 Manejar el Estrés y Prevenir el Agotamiento

En el torbellino de la vida diaria, el estrés puede infiltrarse de manera silenciosa, desgastando lentamente la armonía de las dinámicas familiares. Es como una sombra que se cierne sobre las relaciones, empañando las alegrías de la crianza. Para las familias con un hijo autista, las demandas pueden ser particularmente constantes y agotadoras. La vigilancia continua, la necesidad de abogar por su hijo y los altibajos emocionales de las victorias y los contratiempos pueden pasar factura. Cuando el estrés no se controla, puede llevar al agotamiento, un estado de agotamiento emocional, físico y mental. Este agotamiento parental se manifiesta de diversas maneras: puedes sentirte irritable o abrumado incluso por las tareas más pequeñas, experimentar una sensación de desapego de tus seres queridos o perder interés en actividades que antes te traían alegría. Este agotamiento no solo te afecta a ti; se extiende a toda la familia, tensando las relaciones y afectando el bienestar general.

Para combatir el estrés y prevenir el agotamiento, es esencial incorporar estrategias de manejo del estrés en tu rutina diaria. Los ejercicios de atención plena (mindfulness) pueden ser una herramienta poderosa en este sentido. La atención plena implica estar presente en el momento y reconocer tus sentimientos sin juzgarlos. Prácticas simples como ejercicios de respiración profunda o meditaciones guiadas pueden ayudarte a centrar tu mente y aliviar el estrés. Estas actividades no requieren mucho tiempo; solo unos minutos al día pueden marcar una gran diferencia. Otra estrategia efectiva es programar rutinas de autocuidado. Priorizar el autocuidado no es un lujo, sino una necesidad para mantener tu salud mental. Dedica tiempo cada día a actividades que nutran tu bienestar. Esto puede ser tan sencillo como dar un paseo, leer un libro o disfrutar de un baño caliente. Al hacer del autocuidado una parte no negociable de tu día, recargas tus energías y desarrollas resiliencia frente al estrés.

Si bien el autocuidado y la atención plena son fundamentales, hay momentos en los que se necesita apoyo externo. Pedir ayuda es un signo de fortaleza, no de debilidad. Los servicios de asesoramiento profesional pueden proporcionar un espacio seguro para explorar tus sentimientos y desarrollar estrategias de afrontamiento. Un terapeuta puede ofrecer orientación y apoyo adaptados a tus circunstancias únicas, ayudándote a enfrentar los desafíos de criar a un hijo autista. Los grupos de apoyo para padres también pueden ser invaluables. Estos grupos reúnen a personas que comprenden los altibajos de tu experiencia. Compartir historias, consejos y palabras de aliento con otros que "entienden" puede ser profundamente sanador. Te recuerda que no estás solo en este camino y que hay una comunidad lista para apoyarte.

He visto familias transformar su estrés en fortaleza al implementar técnicas efectivas de alivio del estrés. Una familia que conozco estableció un "día sin tecnología" semanal, en el que dejaban de lado las pantallas y pasaban tiempo al aire libre. Este simple cambio les permitió reconectarse entre sí y con la naturaleza, aliviando el estrés acumulado durante la semana. Otra familia priorizó el autocuidado creando un "rincón de bienestar" en su hogar, equipado con mantas acogedoras, aromas relajantes y herramientas para aliviar el estrés, como pelotas antiestrés y libros para colorear. Este espacio dedicado se convirtió en un santuario para momentos de paz y reflexión. Estas familias demuestran que, con estrategias intencionales, es posible manejar el estrés y prevenir el agotamiento, creando un entorno hogareño más armonioso y de apoyo.

El equilibrio entre el trabajo y la vida familiar es otra área donde el estrés puede acumularse. Muchos padres asumen múltiples roles, cada uno con sus propias demandas y expectativas. Encontrar un equilibrio que honre tanto tus responsabilidades profesionales como las necesidades familiares es fundamental. Una estrategia es establecer límites claros entre el trabajo y el hogar. Esto puede implicar designar horas específicas para el trabajo y para la familia, asegurándote de que cada uno reciba tu atención completa. También es importante comunicar tus necesidades a los empleadores y buscar arreglos flexibles cuando sea posible. Al abogar por ti mismo, puedes crear un entorno laboral que apoye tus compromisos familiares. Celebrar pequeños logros también puede ayudarte a mantener una perspectiva positiva en medio del caos. Ya sea completar un proyecto en el trabajo o disfrutar de una cena familiar tranquila, reconocer estos momentos puede aumentar la moral y la motivación.

En el tapiz de la vida familiar, manejar el estrés y prevenir el agotamiento son hilos esenciales que sostienen todo. A medida que enfrentas los desafíos y las alegrías de la crianza, recuerda priorizar tu bienestar. Al integrar estrategias de manejo del estrés, buscar apoyo y encontrar un equilibrio, creas una base más sólida para tu familia. Estos esfuerzos no solo aumentan tu resiliencia, sino que también enriquecen las relaciones que más importan.

Al pasar a la siguiente página, exploraremos cómo priorizar el autocuidado, asegurando que tengas la energía y el apoyo necesarios para cuidar tanto de ti como de tu familia.

CAPÍTULO 8: Autocuidado y bienestar emocional

Recuerdo haber conocido a una madre que, en medio del torbellino de criar a un hijo autista, encontraba consuelo en el simple acto de caminar. Cada mañana, se ponía sus zapatillas y salía a caminar, aunque fuera solo por diez minutos. Ese breve escape era su santuario, un momento de claridad y calma antes de que comenzaran las demandas del día. En esos minutos preciosos, se cuidaba no solo físicamente, sino también emocionalmente. Su historia es un recordatorio conmovedor del poder del autocuidado, una necesidad que a menudo se pasa por alto y que transforma no solo nuestro propio bienestar, sino también nuestra capacidad para cuidar de los demás.

El autocuidado es mucho más que un lujo; es un aspecto vital de la crianza efectiva, especialmente cuando se enfrentan los desafíos únicos de criar a un hijo autista. Nos permite abordar la tarea de cuidar con energía y paciencia renovadas, previniendo el agotamiento que tan fácilmente puede infiltrarse. Al igual que la madre que encontraba paz en sus caminatas matutinas, mantener la salud física a través del ejercicio regular y una alimentación nutritiva sienta las bases para la resiliencia. Ya sea una caminata rápida, una sesión de yoga o simplemente elegir una comida equilibrada, estos actos de autocuidado nos fortalecen y revitalizan. Igualmente, importantes son las prácticas de salud mental, como la meditación o la terapia, que ofrecen un refugio para la mente, proporcionando herramientas para navegar las complejidades emocionales de la crianza. Estas prácticas crean un espacio para la reflexión y la calma, permitiéndonos recargar energías y enfrentar el día con claridad.

Sin embargo, como padres, a menudo luchamos con la culpa al tomarnos tiempo para nosotros mismos. La idea del autocuidado puede parecer indulgente, incluso egoísta, cuando hay tantas responsabilidades que demandan nuestra atención. Es fundamental replantear el autocuidado no como un lujo, sino como una responsabilidad, tanto con nosotros mismos como con nuestras familias. Al establecer límites y priorizar el tiempo personal, modelamos un comportamiento saludable para nuestros hijos, enseñándoles la importancia del equilibrio y el respeto por uno mismo. Así como nos aseguramos de satisfacer las necesidades de nuestros hijos, también debemos cuidar de las nuestras, entendiendo que una persona bien cuidada está mejor preparada para apoyar a los demás.

Para los padres ocupados, integrar el autocuidado en las rutinas diarias puede parecer un desafío, pero existen estrategias prácticas que lo hacen alcanzable. Técnicas rápidas de relajación, como ejercicios de respiración profunda, ofrecen momentos de calma en medio del caos.

Estos ejercicios se pueden realizar en cualquier lugar y proporcionan un alivio instantáneo que centra la mente y el cuerpo. Programar regularmente momentos de "tiempo para mí" es otro enfoque práctico. Puede ser tan sencillo como disfrutar de una taza de té en silencio o dedicar tiempo a un pasatiempo favorito. Al reservar estos momentos, afirmamos nuestra propia importancia y creamos un respiro ante las presiones de la vida diaria.

8.1 Ejercicio Interactivo: Reflexión sobre el Autocuidado

Tómate un momento para reflexionar sobre tus prácticas actuales de autocuidado. Considera las siguientes preguntas: ¿Qué actividades te brindan alegría y renovación? ¿Con qué frecuencia participas en estas actividades? Haz una lista de acciones sencillas de autocuidado que puedas incorporar en tu día. Comprométete a practicar al menos una cada día esta semana y observa cómo impacta tu bienestar y tus interacciones con tu familia.

Historias de éxito de padres que priorizan el autocuidado ilustran el impacto profundo que puede tener. Un padre compartió cómo empezar a correr transformó no solo su salud, sino también su enfoque hacia la crianza. Esa rutina le brindó una válvula de escape estructurada para el estrés, mejorando su paciencia y niveles de energía. Otra madre encontró serenidad en llevar un diario, una práctica diaria que le permitió procesar emociones y ganar perspectiva. El acto de plasmar sus pensamientos en papel se convirtió en un ritual estabilizador, que le brindó claridad y resiliencia emocional. Estas experiencias reflejan una verdad común: cuando invertimos en nosotros mismos, mejoramos nuestra capacidad para cuidar a los demás.

El autocuidado es un pilar fundamental de una crianza efectiva, una práctica que nutre tanto nuestro bienestar personal como la armonía familiar. A medida que continúas este camino, recuerda que cuidarte a ti mismo no es una distracción de la crianza, sino una parte integral de ella. Abraza los momentos que te restauran, sabiendo que cada acto de autocuidado es un regalo para ti y tus seres queridos, fomentando un hogar donde todos puedan prosperar.

8.2 Encontrando el Equilibrio: Crianza y Vida Personal

Equilibrar múltiples roles es un desafío que muchos padres enfrentan, especialmente al criar a un niño autista. El día puede sentirse como un rompecabezas, donde cada pieza representa una responsabilidad o aspiración diferente. Tal vez te encuentres atendiendo llamadas de trabajo mientras gestionas citas de terapia, y al mismo tiempo intentas encontrar un momento para perseguir tus propios intereses. Este constante acto de equilibrio puede generar conflictos entre roles y limitaciones de tiempo. Es fácil sentirse atrapado entre las demandas de la crianza y tus metas personales. El desafío radica en encontrar una manera de honrar tanto tus responsabilidades como tus aspiraciones personales, sin sentirte abrumado.

La gestión del tiempo puede convertirse en tu aliada para lograr un equilibrio. Priorizar tareas es una estrategia simple pero efectiva. Comienza identificando las tareas más críticas y enfócate en completarlas primero. Este enfoque ayuda a reducir la sensación de estar abrumado por una lista interminable de pendientes. Crear metas familiares compartidas también puede traer armonía a tu hogar. Por ejemplo, establecer el objetivo de tener cenas familiares regulares no solo fortalece los lazos familiares, sino que también proporciona un momento estructurado que todos pueden anticipar con entusiasmo. Al integrar intereses personales en estas metas compartidas, puedes encontrar satisfacción sin sentir que descuidas tus deberes como padre o madre.

Mantener tu identidad personal en medio de las demandas de la crianza es fundamental. Es importante preservar las pasiones y pasatiempos que te hacen quien eres. Participar en actividades creativas, como pintar o escribir, puede ofrecer un descanso refrescante de las responsabilidades diarias. Del mismo modo, participar en deportes o actividades físicas puede ser tanto vigorizante como liberador de estrés. Continuar con metas profesionales o educativas también es vital. Ya sea tomar una clase para aprender una nueva habilidad o perseguir un pasatiempo que te apasione, estas actividades pueden brindarte una sensación de logro y crecimiento personal. Te recuerdan que, además de ser padre o madre, eres una persona con sueños y aspiraciones.

Existen historias inspiradoras de padres que han logrado equilibrar la vida familiar con sus intereses personales. Por ejemplo, una madre, a pesar de su apretada agenda, encontró la manera de continuar con su pasión por la fotografía. Comenzó a capturar momentos cotidianos con sus hijos, convirtiendo su pasatiempo en una actividad familiar entrañable. Otro padre mantuvo su interés por el ciclismo involucrando a sus hijos en paseos en bicicleta los fines de semana. Estas salidas se convirtieron en una tradición familiar, combinando actividad física con tiempo de calidad. También, los arreglos laborales flexibles pueden desempeñar un papel significativo en el logro del equilibrio. Los padres que tienen la oportunidad de trabajar de forma remota o ajustar sus horarios suelen encontrar más sencillo gestionar tanto sus responsabilidades laborales como familiares. Esta flexibilidad les permite asistir a citas importantes o participar en las actividades de sus hijos sin sentirse presionados a elegir entre el trabajo y la familia.

Encontrar un equilibrio entre la crianza y la vida personal es un proceso continuo que requiere flexibilidad y creatividad. Implica reconocer que ambos roles son importantes y que pueden complementarse mutuamente. Al integrar intereses personales en actividades familiares y gestionar el tiempo de manera efectiva, puedes crear una vida plena que honre tanto tus responsabilidades como tus pasiones. Este equilibrio no solo te beneficia a ti, sino que también establece un ejemplo positivo para tus hijos, enseñándoles el valor de perseguir sus intereses mientras cumplen con sus compromisos. A medida que navegas por las complejidades de la crianza y el crecimiento personal, recuerda que no existe un enfoque único para todos. Lo que importa es encontrar lo que funcione para ti y tu familia, permitiéndote prosperar en ambas áreas sin comprometer ninguna.

8.3 Afrontando el Estrés y la Ansiedad

La crianza siempre conlleva su cuota de estrés, pero para los padres de niños autistas, estos desafíos pueden sentirse amplificados. La incertidumbre sobre lo que depara el futuro puede pesar profundamente en tu corazón. Preguntas sobre el desarrollo de tu hijo, su capacidad para desenvolverse en entornos sociales o incluso cómo navegarán la adultez pueden surgir en momentos de tranquilidad, añadiendo capas de ansiedad a tu vida diaria. Esta incertidumbre no solo se limita al largo plazo; también puede filtrarse en decisiones cotidianas, como elegir la escuela adecuada o gestionar las citas de terapia. Cada elección parece crucial, y la presión por tomar la decisión "correcta" puede resultar abrumadora.

El aislamiento social es otro factor importante de estrés. No es raro sentir que estás navegando estos desafíos en soledad. Amigos y familiares, aunque bienintencionados, quizás no comprendan completamente las complejidades que enfrentas. Los juicios y los consejos no solicitados pueden generar sentimientos de alienación, dificultando buscar apoyo. El deseo de encontrar una comunidad y comprensión puede intensificarse, especialmente al enfrentar el escrutinio público o la falta de entendimiento. El temor a ser juzgado o malinterpretado puede llevar al aislamiento, dificultando compartir tus experiencias o buscar ayuda en quienes te rodean. Este aislamiento puede agravar el estrés, haciéndote sentir que cargas con el peso de todo por tu cuenta.

Incorporar mecanismos de afrontamiento en tu rutina puede ser transformador. Las prácticas de atención plena, como el uso de aplicaciones de meditación guiada, ofrecen una manera de anclarte en medio del caos. Estos momentos de quietud crean espacio para respirar y concentrarte, ayudando a calmar una mente acelerada. Proveen un refugio, permitiéndote regresar a un lugar de calma y claridad cuando el estrés amenaza con apoderarse de ti.

Actividades físicas como el yoga o correr canalizan la ansiedad a través del movimiento, disipando la tensión y elevando tu estado de ánimo. Estas actividades, ya sea en solitario o con otras personas, fomentan un sentido de control y empoderamiento, recordándote tu resiliencia y fortaleza.

El apoyo profesional puede ser un salvavidas cuando manejar la ansiedad resulta demasiado difícil hacerlo por tu cuenta. Los terapeutas o consejeros ofrecen un espacio seguro para explorar tus sentimientos y desarrollar estrategias para afrontar el estrés. Técnicas como la terapia cognitivo-conductual (TCC) pueden ayudarte a replantear patrones de pensamiento negativos y a desarrollar respuestas más saludables a los factores estresantes. Acceder a recursos comunitarios de salud mental también puede brindar apoyo adicional, ofreciendo oportunidades para conectar con otras personas que comprenden tus experiencias.

Muchos padres han encontrado éxito al implementar estrategias para aliviar el estrés, transformando no solo su propio bienestar, sino también la dinámica familiar. Una madre compartió cómo las prácticas de atención plena se convirtieron en un pilar en su vida diaria, ayudándola a enfrentar los desafíos con una mente clara y un corazón abierto. A través de sesiones regulares de meditación, encontró una sensación de paz que impregnó sus interacciones con sus hijos, fomentando un hogar más armonioso. Otro padre descubrió los beneficios de la actividad física al incorporar caminatas diarias en su rutina. Este simple acto de mover su cuerpo le brindó alivio ante las presiones de la crianza, permitiéndole regresar a casa con energía renovada y paciencia.

Una mejora en la dinámica familiar suele ser el resultado de un manejo exitoso del estrés. Cuando los padres encuentran formas de enfrentar la ansiedad, los beneficios se extienden a sus hijos. La atmósfera en el hogar se vuelve más tranquila y solidaria, creando un espacio donde todos se sienten valorados y comprendidos. Los niños captan las señales emocionales de sus padres, y cuando estas transmiten estabilidad y seguridad, pueden tener un impacto profundo en su propio sentido de confianza y bienestar. Las familias que adoptan técnicas de manejo del estrés a menudo reportan conexiones más fuertes, comunicación más abierta y un mayor sentido de unidad. Estas historias de transformación destacan el poder de abordar el estrés de frente, no solo para el bienestar personal, sino también para la salud de toda la familia.

8.4 Construyendo una Comunidad de Apoyo para Ti

En el panorama de la crianza, especialmente al criar a un niño autista, la importancia de contar con una comunidad de apoyo no puede subestimarse. Imagina estar rodeado de una red de amigos y compañeros que entienden tus experiencias y desafíos. Este sentido de pertenencia no solo ofrece validación emocional, sino también ayuda práctica. Al conectarte con otros que recorren caminos similares, encuentras un refugio donde tus sentimientos son reconocidos y tus historias resuenan. Estas experiencias compartidas fomentan empatía y comprensión, creando lazos que trascienden la mera amistad. Dentro de esta red, el intercambio de recursos se vuelve invaluable. Los padres comparten consejos sobre terapias, estrategias educativas y mecanismos de afrontamiento, equipándose mutuamente con herramientas para el éxito. Esta sabiduría colectiva transforma las luchas aisladas en victorias compartidas, ya que cada padre aporta su visión única a la comunidad.

Encontrar y construir una red de apoyo requiere pasos intencionados. Comienza buscando grupos locales de crianza donde puedas conocer a otros que navegan por el mismo camino. Estos grupos suelen organizar eventos y reuniones, brindando oportunidades para forjar conexiones y amistades. Si las reuniones presenciales son complicadas, los foros en línea ofrecen un espacio virtual para interactuar con una comunidad diversa. Aquí, puedes participar en discusiones, compartir tus experiencias y aprender de otros en situaciones similares. Además, asistir a talleres o eventos de apoyo abre puertas a nuevas relaciones. Estas reuniones no solo proporcionan información valiosa, sino que también crean un sentido de camaradería entre los participantes. Al involucrarte en estos eventos, comienzas a formar una red de apoyo que abarca tanto lo local como lo digital, enriqueciendo tu vida con nuevas perspectivas y amistades.

La belleza del apoyo recíproco radica en su beneficio mutuo. Cuando tiendes una mano amiga a otros, también mejoras tu propio bienestar. Participar en actividades de voluntariado te permite contribuir a tu comunidad, fomentando un sentido de propósito y satisfacción. Ya sea organizando eventos o brindando mentoría a nuevos padres, estos actos de servicio fortalecen los lazos comunitarios y nutren tu espíritu. Participar en programas de mentoría no solo eleva a quienes guías, sino que también enriquece tu comprensión y empatía. Al compartir tus experiencias y sabiduría con otros, obtienes nuevas perspectivas sobre tu propio camino, reforzando la interconexión de tu comunidad. Este intercambio de apoyo crea un ciclo de generosidad y gratitud, donde todos se benefician de la fuerza y la resiliencia colectivas.

Existen innumerables historias de redes de padres exitosas que han tenido un impacto significativo en sus miembros. Un grupo, fundado por algunos padres dedicados, creció hasta convertirse en una comunidad vibrante que ofrece reuniones regulares, talleres y eventos familiares. A través de sus esfuerzos, crearon un espacio seguro para que los padres compartieran sus desafíos y triunfos, fomentando un ambiente de aceptación y comprensión. Los testimonios de padres dentro del grupo hablan por sí mismos sobre el poder transformador de estas conexiones. Muchos describen cómo la red fue un salvavidas en tiempos difíciles, ofreciendo tanto consejos prácticos como apoyo emocional. Para algunos, estas relaciones se convirtieron en una segunda familia, un testimonio del profundo impacto que la comunidad tiene en el bienestar personal.

Mientras navegas por las complejidades de la crianza, recuerda que no estás solo. Hay una comunidad esperando para abrazarte, ofreciéndote compañía y orientación. Al tender la mano y construir conexiones, no solo enriqueces tu propia vida, sino que también contribuyes a la fortaleza del colectivo. Estas relaciones crean un tejido de apoyo que enriquece a todos los involucrados, proporcionando una base de resiliencia y esperanza. Al avanzar, el próximo capítulo explorará la planificación a largo plazo y el crecimiento, enfocándose en empoderar a tu hijo hacia la independencia y la adultez.

CAPÍTULO 9: Planificación a largo plazo y crecimiento

Una tarde, mientras estaba sentada en un café lleno de vida, observé a una madre y su hija pequeña llevar a cabo la tarea de pedir su almuerzo. La niña, con una expresión decidida, se acercó al mostrador sosteniendo una pequeña cartera. Con la suave guía de su madre, entregó el dinero al cajero y recogió el cambio, radiante de orgullo. Este sencillo intercambio era mucho más que una transacción; era un paso hacia la independencia, un bloque fundamental para su futuro. Fomentar la independencia desde una edad temprana es crucial. Infunde confianza y prepara a los niños para la adultez, proporcionándoles las habilidades necesarias para enfrentar las complejidades de la vida.

Fomentar la independencia comienza asignando tareas y responsabilidades apropiadas para la edad. Asignar tareas simples, como poner la mesa o separar la ropa para lavar, ayuda a los niños a desarrollar un sentido de deber y logro. Estas tareas no solo enseñan habilidades valiosas para la vida, sino que también ofrecen una forma estructurada para que los niños contribuyan al hogar. A medida que dominan estas actividades, ganan confianza en sus capacidades, sentando las bases para asumir responsabilidades más complejas en el futuro. Fomentar la toma de decisiones también es importante. Permitir que los niños elijan entre dos conjuntos de ropa o decidan una actividad para el fin de semana les da la oportunidad de expresar sus preferencias y tomar decisiones. Esta autonomía no solo aumenta su autoestima, sino que también los prepara para los procesos de toma de decisiones que enfrentarán en la adultez.

Establecer metas realistas es una estrategia clave para fomentar la independencia. Las tablas visuales de objetivos son herramientas efectivas para hacer seguimiento al progreso y celebrar logros. Estas tablas ofrecen una representación clara de los pasos necesarios para alcanzar una meta, haciendo que el proceso sea tangible y manejable. Dividir las metas más grandes en hitos pequeños y alcanzables ayuda a los niños a concentrarse en una tarea a la vez, reduciendo la sensación de abrumarse. Celebrar los pequeños éxitos es esencial. Incluso la finalización de una tarea menor debe ser reconocida, reforzando el valor del esfuerzo y la perseverancia. Este enfoque no solo motiva a los niños a seguir trabajando hacia sus metas, sino que también les infunde un sentido de orgullo por sus logros.

Enseñar habilidades diarias es un aspecto fundamental para promover la independencia. Dividir tareas complejas en pasos más pequeños y manejables hace que el aprendizaje sea más accesible. Por ejemplo, al enseñar a un niño a vestirse solo, puedes comenzar seleccionando la ropa y luego avanzar gradualmente hacia tareas más complejas como abotonar o atarse los cordones. Las herramientas y tecnologías adaptativas también pueden apoyar el desarrollo de habilidades. Los zapatos con velcro o ayudas para abotonar pueden simplificar el proceso de vestirse, mientras que las recetas visuales o aplicaciones de cocina pueden guiar a los niños en la preparación de alimentos. Introducir conceptos de presupuesto a través de ejercicios simples, como administrar dinero de bolsillo o ahorrar para un objeto deseado, fomenta la educación financiera desde una edad temprana. Estas habilidades son fundamentales y preparan a los niños para desenvolverse de manera independiente.

Historias sobre el desarrollo gradual de la independencia destacan el poder transformador de fomentar la autosuficiencia. Un padre compartió cómo su hijo, inicialmente reacio a tomar el autobús solo, ganó confianza gradualmente gracias a la práctica y el estímulo. Comenzaron con viajes cortos juntos, hablando sobre la ruta y los protocolos de seguridad. Con el tiempo, el niño empezó a tomar el autobús de forma independiente, marcando un hito significativo en su camino hacia la autosuficiencia. Otra familia relató el progreso de su hija en la preparación de comidas. Al principio, ayudaba con tareas simples como lavar las verduras. A medida que sus habilidades crecieron, asumió más responsabilidades, hasta llegar a preparar comidas completas, lo cual se convirtió en una fuente de orgullo y alegría para ella. Estos ejemplos ilustran cómo los esfuerzos pequeños y consistentes para fomentar la independencia pueden conducir a logros importantes a lo largo del tiempo.

9.1 Elemento Interactivo: Tabla de Metas para la Independencia

Crea una Tabla de Metas para la Independencia para tu hijo. Comienza identificando una habilidad o tarea específica en la que quieras enfocarte, como hacer su cama o preparar el desayuno. Divide esta habilidad en pasos más pequeños y crea una tabla que represente visualmente cada hito. Anima a tu hijo a marcar su progreso y celebra cada logro con una pequeña recompensa o reconocimiento. Esto no solo refuerza sus esfuerzos, sino que también les brinda un mapa claro para su camino hacia la independencia.

Fomentar la independencia en cada etapa del desarrollo de un niño es un proceso continuo que requiere paciencia y apoyo. Al proporcionar oportunidades para asumir responsabilidades y tomar decisiones, establecer metas alcanzables y enseñar habilidades esenciales para la vida, preparas a tu hijo para enfrentarse al mundo con confianza. Las habilidades y la seguridad en sí mismos que adquieren a través de este proceso serán invaluables a medida que crezcan y enfrenten los desafíos de la adultez.

9.2 Prepararse para la Adultez: Habilidades para la Vida

A medida que tu hijo crece, prepararlo para la adultez se convierte en un enfoque crucial. Las personas autistas pueden necesitar apoyo adicional en ciertas áreas para navegar con éxito la vida adulta. La preparación para el empleo es una de estas áreas clave. Es importante comenzar temprano desarrollando habilidades útiles en el entorno laboral, como la puntualidad, seguir instrucciones y completar tareas. Las habilidades sociales y de relación también son esenciales. Entender las señales sociales y construir relaciones puede ser un desafío, pero son habilidades fundamentales tanto para entornos personales como profesionales. Ayudar a tu hijo a aprender estas habilidades puede conducir a una mayor independencia y satisfacción en su vida adulta.

La formación vocacional y las oportunidades educativas son recursos valiosos para prepararse para el empleo. Muchas comunidades ofrecen programas que colaboran con negocios locales para proporcionar formación práctica y pasantías. Estas alianzas permiten que tu hijo experimente entornos laborales reales y aprenda habilidades específicas para el trabajo. Los cursos en colegios comunitarios también pueden ser una excelente manera de desarrollar habilidades. Ya sea un curso de programación informática, artes culinarias o diseño gráfico, estas clases pueden proporcionar tanto habilidades técnicas como un sentido de logro. Participar en estas oportunidades ayuda a tu hijo a descubrir sus intereses y fortalezas, allanando el camino para una carrera gratificante.

La educación financiera es otra área donde tu hijo puede beneficiarse de un aprendizaje enfocado. Comprender cómo presupuestar, ahorrar y gastar dinero es crucial para la independencia. Las aplicaciones y juegos interactivos de presupuesto son herramientas prácticas que hacen que aprender sobre dinero sea atractivo. Estos recursos pueden enseñar a tu hijo a registrar sus gastos, establecer metas de ahorro y tomar decisiones informadas sobre gastos. Practicar estas habilidades les dará confianza en la gestión de sus finanzas, un paso significativo hacia la autonomía. Puedes comenzar con algo pequeño, como una asignación semanal en la que tu hijo decida cómo distribuir sus fondos, e ir introduciendo conceptos más complejos a medida que crezca.

Construir una comunidad de apoyo es tan importante como desarrollar habilidades. Las redes sociales pueden mejorar enormemente la calidad de vida, ofreciendo compañía, consejos y apoyo. Anima a tu hijo a unirse a clubes o grupos que coincidan con sus intereses, ya sea un club de lectura, un equipo deportivo o una clase de arte. Estas actividades les brindan oportunidades para conocer a personas con intereses similares y formar amistades. Participar en trabajo voluntario también puede ser muy gratificante. El voluntariado no solo construye conexiones, sino que también fomenta un sentido de propósito y contribución. Estas experiencias ayudan a tu hijo a desarrollar habilidades sociales, empatía y un sentido de pertenencia, todos ellos cruciales para una vida adulta plena.

Es importante recordar que el camino hacia la adultez de cada niño es único. Algunos pueden avanzar rápidamente, mientras que otros necesitan más tiempo. El objetivo es apoyar el crecimiento de tu hijo, ayudándolo a construir las habilidades y las redes que necesita para prosperar. Al enfocarte en estas áreas, puedes ayudar a tu hijo a prepararse para un futuro en el que pueda vivir de manera independiente, perseguir sus pasiones y contribuir a su comunidad.

Desarrollar estas habilidades requiere paciencia y dedicación. Puede implicar superar obstáculos y abordar desafíos únicos según las necesidades de tu hijo. Pero cada paso, por pequeño que sea, es un movimiento hacia una vida más independiente y plena. Al fomentar estas habilidades y redes, no solo estás preparando a tu hijo para la adultez, sino empoderándolo para que tome las riendas de su

futuro, lleno de oportunidades y posibilidades.

9.3 Enseñando Habilidades de Autoabogacía

La autoabogacía es una herramienta poderosa para cualquier niño, especialmente para aquellos en el espectro autista. Se trata de la capacidad de expresarse, comunicar sus necesidades y deseos, y tomar decisiones que impacten su vida. Para los niños autistas, aprender a defenderse puede mejorar su autonomía y confianza. Implica comprender sus derechos y responsabilidades, lo que les da la seguridad para desenvolverse en diferentes entornos con confianza y tranquilidad. Cuando un niño sabe que tiene derecho a expresar sus preferencias y necesidades, comienza a tomar control de su entorno, logrando una mayor independencia y satisfacción. Esta habilidad de autoabogacía es crucial a medida que transitan hacia la adultez, donde la toma de decisiones se convierte en una necesidad cotidiana.

Desarrollar habilidades de autoabogacía requiere práctica y paciencia. Los juegos de rol son un método altamente efectivo para enseñar estas habilidades. Al simular situaciones en las que el niño podría necesitar expresar sus necesidades o tomar decisiones, se le proporciona un espacio seguro para practicar una comunicación asertiva. Por ejemplo, podrías representar un escenario donde tu hijo necesita pedir un descanso durante una clase o explicar su incomodidad con un estímulo sensorial específico. A través de estos ejercicios, tu hijo aprende a articular sus pensamientos y sentimientos de manera clara y segura. Los talleres de autoabogacía son otro recurso excelente. Estos talleres suelen ofrecer actividades estructuradas y orientación, ayudando a los niños a desarrollar sus habilidades de comunicación en un entorno de apoyo. También pueden brindar oportunidades para que los niños aprendan de sus compañeros, compartiendo experiencias y estrategias en un entorno colaborativo.

Modelar el comportamiento de abogacía en casa es igualmente importante. Como padre o madre, tienes la oportunidad de demostrar cómo se practica la autoabogacía a través de interacciones cotidianas. Comparte tus propias experiencias al defenderte, ya sea negociando condiciones laborales o tomando decisiones sobre asuntos familiares. Estas historias ofrecen ejemplos del mundo real con los que tu hijo puede identificarse y aprender. Anima a tu hijo a expresar sus opiniones en decisiones familiares, como elegir actividades para el fin de semana o planificar una comida en casa. Esta participación no solo enseña habilidades para tomar decisiones, sino que también refuerza su rol como un miembro valioso de la familia. Al observar y participar en la abogacía, tu hijo gana la confianza necesaria para aplicar estas habilidades en contextos más amplios, como en la escuela o en la comunidad.

El éxito en la autoabogacía puede generar resultados notables, como lo demuestran numerosos estudios de caso y testimonios personales. En entornos educativos, por ejemplo, la autoabogacía ha permitido a los estudiantes adaptar sus espacios de aprendizaje para satisfacer mejor sus necesidades, mejorando así su rendimiento académico y satisfacción personal. Un joven adulto en el espectro autista compartió cómo aprender a defenderse en la universidad transformó su experiencia. Inicialmente abrumado por el entorno acelerado, aprendió a comunicar su necesidad de más tiempo para completar tareas y de espacios de estudio más tranquilos. Esto no solo mejoró su éxito académico, sino que también aumentó su autoestima y su sentido de capacidad. Otros testimonios destacan historias similares de empoderamiento, donde la autoabogacía ha abierto puertas a nuevas oportunidades y una mayor autosuficiencia.

Estas historias son recordatorios poderosos del impacto que la autoabogacía puede tener en la vida de una persona, fomentando un sentido de autonomía e independencia. Al enseñar y reforzar estas habilidades, no solo estás ayudando a tu hijo a navegar el presente, sino que también le estás preparando para enfrentar el futuro con confianza y determinación.

Elemento Textual: Escenarios de Juego de Roles para Autoabogacía

Considera organizar una serie de escenarios de juego de roles en casa para practicar las habilidades de autoabogacía con tu hijo. Elige situaciones relevantes para su vida diaria, como pedir comida en un restaurante o solicitar ayuda con un proyecto escolar. Guíalo durante el escenario, fomentando una comunicación clara y asertiva. Después de cada ejercicio, discutan lo que salió bien y en qué aspectos se podría mejorar. Esta práctica no solo fortalece su confianza, sino que también proporciona un entorno seguro para explorar diferentes estrategias de comunicación.

Enseñar habilidades de autoabogacía es un proceso continuo que evoluciona a medida que tu hijo crece. Requiere paciencia, ánimo y práctica, pero las recompensas son significativas. A medida que tu hijo aprende a expresar sus necesidades y tomar decisiones informadas, gana un sentido de empoderamiento que lo beneficiará a lo largo de su vida. Fomentar estas habilidades ayuda a tu hijo a construir una base de confianza y autonomía, preparándolo para enfrentar los desafíos con resiliencia y determinación. La autoabogacía no solo trata de expresarse; también implica reconocer el propio valor y tener el coraje de afirmarlo. A través de este proceso, tu hijo aprenderá a navegar el mundo con mayor independencia y seguridad en sí mismo, abrazando sus fortalezas y capacidades únicas con orgullo.

9.4 El Rol de la Terapia e Intervenciones

Las terapias e intervenciones desempeñan un papel fundamental en el desarrollo y bienestar de los niños autistas. Ofrecen estrategias específicas para abordar desafíos concretos y mejorar la calidad de vida en general. Entre las diversas terapias disponibles, la terapia ocupacional destaca por su enfoque en las habilidades de la vida diaria. Este tipo de terapia ayuda a los niños a desarrollar habilidades motoras finas, mejorar el procesamiento sensorial y aumentar su capacidad para realizar tareas cotidianas. Un terapeuta ocupacional podría trabajar con un niño en actividades como atarse los cordones de los zapatos o usar utensilios, dividiendo estas tareas en pasos manejables. A través de la práctica constante, los niños ganan confianza y competencia para desenvolverse en sus rutinas diarias de manera independiente.

La terapia del habla es otra intervención crucial, especialmente para los niños autistas que enfrentan desafíos en la comunicación. Los terapeutas del habla emplean diversas técnicas para mejorar las habilidades de comunicación verbal y no verbal. Pueden utilizar tarjetas con imágenes o aplicaciones para ayudar a los niños a expresarse, cerrando la brecha entre el pensamiento y el lenguaje. Para aquellos con habilidades verbales limitadas, los terapeutas a menudo introducen sistemas de Comunicación Alternativa/Aumentativa (AAC, por sus siglas en inglés), que pueden incluir dispositivos que generan habla o símbolos que representan palabras e ideas. Este enfoque no solo mejora la capacidad de comunicación del niño, sino que también fomenta la interacción social y reduce la frustración al aprender a expresar sus necesidades y sentimientos de manera más efectiva.

Seleccionar las intervenciones adecuadas requiere una cuidadosa consideración de las necesidades únicas de tu hijo. Evaluar estas necesidades implica observar sus fortalezas y desafíos en diferentes entornos, como el hogar, la escuela o situaciones sociales. Consultar con profesionales como pediatras, terapeutas o educadores puede proporcionar valiosos conocimientos sobre qué terapias podrían ser más beneficiosas. Estos expertos pueden ofrecer recomendaciones basadas en sus observaciones y experiencia, ayudándote a tomar decisiones informadas. Es importante evaluar el impacto potencial de cada terapia en el desarrollo de tu hijo y asegurarte de que esté alineada con sus metas y preferencias. Factores como la experiencia del terapeuta, el enfoque de la terapia y el nivel de comodidad y compromiso de tu hijo durante las sesiones son cruciales para una elección exitosa.

Un enfoque holístico de la terapia enfatiza la integración de múltiples intervenciones para brindar apoyo integral.

Combinar terapias tradicionales, como la ocupacional y la del habla, con métodos alternativos, como la musicoterapia o prácticas de atención plena, puede abordar una gama más amplia de necesidades. Este enfoque reconoce que cada niño es único, y la integración de varias terapias puede ofrecer un plan más personalizado y efectivo. Coordinar la atención entre diferentes proveedores es clave para lograr esta integración. Una comunicación regular entre terapeutas, educadores y familiares asegura que todos estén alineados y trabajando hacia objetivos comunes. Esta colaboración crea una red de apoyo que puede adaptarse a las necesidades cambiantes de tu hijo.

Ejemplos de intervenciones terapéuticas exitosas ilustran el profundo impacto que estos apoyos pueden tener. Una familia compartió cómo la terapia ocupacional transformó la capacidad de su hijo para participar en actividades diarias. Inicialmente reacio a jugar en grupo debido a sensibilidades sensoriales, gradualmente se sintió más cómodo y comenzó a integrarse con sus compañeros. El terapeuta introdujo herramientas y actividades sensoriales adaptadas, permitiéndole explorar texturas y movimientos a su propio ritmo. Con el tiempo, desarrolló las habilidades y la confianza necesarias para participar en actividades que antes parecían abrumadoras. Otra madre relató el progreso de su hija a través de la terapia del habla. Anteriormente no verbal, aprendió a usar un dispositivo AAC para comunicarse. Este avance no solo mejoró su capacidad para expresarse, sino que también fortaleció sus vínculos con familiares y amigos, ya que ahora podían comprenderla y responderle más plenamente.

Los testimonios de las familias destacan el poder transformador de las intervenciones. Muchos padres expresan gratitud por el progreso de sus hijos, señalando mejoras en la comunicación, la interacción social y el funcionamiento diario. A menudo describen un renovado sentido de esperanza y posibilidad, ya que las terapias abren puertas a nuevas experiencias y logros. Estas historias son recordatorios del potencial de cada niño y la importancia de brindar el apoyo adecuado. Al adoptar una variedad de terapias e intervenciones, puedes ayudar a tu hijo a desarrollar las habilidades y la confianza necesarias para prosperar en diversos aspectos de la vida. El camino puede ser desafiante a veces, pero las recompensas son profundas, ya que tu hijo gana independencia, construye relaciones y explora su potencial.

A medida que avanzamos en el siguiente tema, considera el impacto más amplio de estas terapias en el mundo de tu hijo. No son solo herramientas de mejora, sino caminos hacia una vida más conectada y plena. Cada paso que se da en terapia es un paso hacia un futuro donde las habilidades únicas de tu hijo son celebradas y respaldadas.

CAPÍTULO 10: El poder de la narración como herramienta de conexión y crecimiento

La narración de cuentos es una herramienta poderosa para conectar con los niños, especialmente con aquellos en el espectro autista. Estimula la imaginación, mejora la comprensión y les ayuda a procesar experiencias de una manera estructurada y segura. Para los niños autistas, las historias pueden servir como un marco para entender situaciones sociales, manejar la sobrecarga sensorial y navegar sus emociones. Este capítulo ofrece estrategias para que los padres puedan hacer que las historias sean tanto agradables como útiles para sus hijos.

10.1 Por qué la narración funciona para los niños autistas

Los niños autistas suelen prosperar con la previsibilidad y la estructura, lo que convierte a las historias en un medio ideal para el aprendizaje y el confort. Las historias ofrecen:

1. **Estructura clara**: Tienen un inicio, desarrollo y desenlace, lo que proporciona una estructura que muchos niños autistas encuentran tranquilizadora.

2. **Patrones predecibles**: Las frases repetitivas o patrones refuerzan la comprensión, facilitando que los niños sigan la narrativa y se sientan cómodos.

3. **Compromiso sin presión directa**: La narración permite a los niños absorber información sin sentir la presión de responder o interactuar inmediatamente.

4. **Exploración imaginativa en un espacio seguro**: Las historias ofrecen una vía para explorar situaciones sociales, emociones y nuevas experiencias en un entorno controlado y seguro.

Cómo elegir historias para niños autistas

Seleccionar cuentos que se ajusten a los intereses y necesidades de desarrollo de tu hijo puede hacer que la experiencia sea tanto divertida como significativa:

- **Temas y personajes relevantes**: Busca historias con personajes que enfrenten desafíos similares a los que tu hijo pueda experimentar, como la interacción social, la sensibilidad sensorial o adaptarse a cambios.

- **Lenguaje claro**: Usa cuentos con frases simples y diálogos directos para facilitar el procesamiento, evitando un lenguaje abstracto o figurativo excesivo.

- **Descripciones sensoriales suaves**: Historias que describan sensaciones como "el suave tacto de la hierba" o "el sonido de las olas" pueden ayudar a tu hijo a conectar con experiencias sensoriales de una forma calmada.

- **Entornos familiares**: Elige cuentos ambientados en lugares cotidianos, como el hogar, la escuela o el parque, para generar confort. Introducir ocasionalmente escenarios nuevos también puede preparar a tu hijo para experiencias reales fuera de su rutina habitual.

10.2 Técnicas de narración para niños autistas

Hacer las historias más accesibles y atractivas puede crear una experiencia enriquecedora que resuene con los niños autistas. Aquí tienes algunas técnicas para considerar:

1. Usa ayudas visuales

Para muchos niños autistas, los elementos visuales mejoran la comprensión y les ayudan a conectar con la historia:

- **Tarjetas con imágenes**: Usa tarjetas o ilustraciones que reflejen las escenas del cuento, o crea tus propias imágenes si es posible. Los niños pueden sostener estas tarjetas mientras escuchan para mantener la atención.

- **Ritmo con señales visuales**: Introduce un calendario o línea del tiempo visual del cuento para que puedan entender en qué parte de la historia están, lo que es especialmente útil para historias largas o en serie.

- **Elementos interactivos**: Pequeños objetos sensoriales (como un trozo de tela para representar agua o una piedra lisa para calmar) pueden añadir un elemento táctil que los niños pueden tocar y sostener, reforzando los temas sensoriales del cuento.

2. Usa la repetición y patrones predecibles

La repetición ofrece tranquilidad y fortalece la comprensión:

- **Frases y rutinas repetidas**: Repetir frases como "Había una vez..." o "Y luego..." proporciona estructura y crea familiaridad.

- **Finales predecibles**: Si es posible, crea una frase de cierre constante, como "Y todos se sintieron felices y seguros", para generar una sensación de conclusión y calma.

3. Relaciona las historias con situaciones de la vida real

La narración puede ser una forma amable de explorar situaciones sociales o nuevas experiencias:

- **Historias sociales**: Utiliza cuentos para abordar situaciones específicas como hacer amigos, asistir a una reunión familiar o probar nuevos alimentos. Estas pueden ser historias ficticias o historias sociales diseñadas especialmente para las necesidades de tu hijo.

- **Momentos de "¿Qué harías tú?"**: Detén la historia en puntos donde el personaje enfrente una decisión. Pregunta: "¿Qué crees que debería hacer?" o "¿Cómo crees que se siente?" Permitir que tu hijo reflexione sobre estos momentos le ayuda a practicar el pensamiento social de una manera relajada y sin presión.

4. Invita a la participación al ritmo de tu hijo

Fomenta una participación suave sin obligar a la interacción:

- **Haz pausas para reacciones**: Detén la narración en ciertos puntos y permite que tu hijo exprese reacciones a su manera, ya sea a través de palabras, sonidos o gestos.

- **Fomenta la imitación**: Para niños pequeños, invítalos a imitar acciones simples como aplaudir, sonreír o suspirar. Por ejemplo, si un personaje aplaude tras ganar un juego, invita a tu hijo a aplaudir también.

- **Ofrece opciones**: De vez en cuando, deja que elijan la próxima historia o las acciones del personaje siguiente, ayudándolos a sentirse involucrados en el desarrollo del cuento.

10.3 Consejos para una narración sensorial y calmante

Para algunos niños autistas, la narración puede convertirse en un ritual calmante, especialmente cuando se utilizan técnicas amigables para los sentidos.

- **Habla con un tono suave y constante**: Un tono calmado y uniforme ayuda a mantener una atmósfera tranquilizadora. Evitar cambios repentinos en el volumen previene experiencias bruscas que puedan desconcertarlos. Muchos niños encuentran particularmente reconfortante una narración rítmica o con tono melodioso.

- **Crea un ambiente relajante**: Prepara un espacio tranquilo y cómodo para la narración, libre de luces intensas o ruidos de fondo fuertes. Este entorno pacífico permite que el niño se concentre en la historia sin distracciones innecesarias.

- **Elige historias con temas relajantes**: Opta por cuentos que se centren en actividades suaves, como pasar tiempo en la naturaleza, observar animales o disfrutar momentos en familia. Este tipo de historias pueden ayudar a los niños a relajarse y conectarse con experiencias sensoriales positivas.

- **Incorpora pausas sensoriales en historias largas**: Si el cuento es extenso, incluye momentos para usar un juguete sensorial suave, tomar un pequeño refrigerio o estirarse. Estas pausas ayudan a que los niños se mantengan relajados y atentos durante toda la experiencia de la narración.

10.4 Beneficios de la narración para niños autistas

La narración no solo ofrece entretenimiento, sino que también proporciona beneficios duraderos para los niños autistas. Ayuda a mejorar la comprensión social al introducir señales sociales, lenguaje corporal y emociones, ofreciendo un marco para entender mejor las interacciones. A través de la narración, los niños también pueden ampliar su vocabulario y habilidades de comunicación, aprendiendo nuevas palabras y frases que respaldan el desarrollo de su lenguaje expresivo.

Además, la narración apoya la regulación emocional. Escuchar sobre personajes que enfrentan y manejan sus emociones permite a los niños aprender formas de lidiar con sus propios sentimientos intensos. Asimismo, la narración fomenta la imaginación y las habilidades para resolver problemas, alentando a los niños a considerar diferentes desenlaces y explorar nuevas ideas, habilidades que resultan valiosas en diversos aspectos de la vida.

10.5 La narración como experiencia de conexión

La narración crea una oportunidad para establecer vínculos, permitiendo que padres e hijos compartan una experiencia que es tanto agradable como significativa. Ayuda a los niños a sentirse vistos, escuchados y valorados, mostrando que sus pensamientos y sentimientos son importantes. Con el tiempo, la narración puede convertirse en un ritual compartido, fomentando un sentido de seguridad, predictibilidad y alegría.

Con paciencia, creatividad y flexibilidad, la narración puede transformarse en una actividad preciada que no solo consuela, sino que también empodera a tu hijo, apoyándolo en su camino con confianza, calma y conexión.

Historias de Oliver: Aventuras diseñadas para niños autistas

He creado una serie de libros de cuentos para niños, protagonizados por un niño llamado Oliver. A través de sus aventuras en la escuela, en Laponia y junto al mar, Oliver enfrenta desafíos similares a los que experimentan los niños autistas. Con el apoyo de maestros, amigos, adultos cariñosos e incluso animales, Oliver descubre formas de afrontar las situaciones y encontrar su fortaleza.

Cada capítulo incluye una gran ilustración que puede imprimirse y plastificarse para que los niños la sostengan mientras escuchan la historia. Con capítulos de alrededor de 1,000 palabras, es fácil leer uno a la vez según la capacidad de atención del niño. Estas historias también son ideales para lecturas grupales, ya que muchos niños pueden identificarse con las experiencias de Oliver.

A través de estas historias, los niños no solo se ven reflejados en los desafíos de Oliver, sino que también aprenden estrategias útiles para enfrentarlos, fortaleciendo su confianza y promoviendo el aprendizaje emocional.

CAPÍTULO 11: Recursos y aprendizaje adicional

Hace muchos años, una madre me contó que se sentaba por las noches en la mesa de mi cocina, rodeada de una pila de libros y su computadora portátil, buscando orientación y claridad. Su hijo acababa de ser diagnosticado con autismo, y el mundo le parecía a la vez abrumador y lleno de esperanza. Mientras navegaba por el mar de información, se dio cuenta de lo crucial que era contar con recursos confiables al alcance de la mano—recursos que no solo la educaran, sino que también la empoderaran para apoyar a su hijo de manera efectiva. Este capítulo es mi intento de ofrecerte una selección curada de recursos que desearía haber tenido en esos primeros días. Ya sea que estés empezando en este camino o buscando ampliar tus conocimientos, estos recursos están diseñados para guiarte. Crear una lista integral de recursos esenciales es vital para cualquier padre que busque entender más profundamente el autismo. Libros como *"Todo sobre el autismo: Guía completa para padres y educadores"* de Isabel Paula brindan una base sólida, ofreciendo información detallada sobre el autismo y orientación hacia servicios adecuados. Por otro lado, *"Tu hijo no es un problema"* de Rosa Jové mezcla empatía con consejos prácticos, ofreciendo una perspectiva fresca sobre la crianza de un niño neurodivergente. Los artículos en línea y los estudios académicos también pueden ser invaluables, proporcionando información actualizada sobre los últimos descubrimientos y estrategias en el apoyo al autismo. Al compilar estos recursos, creas un conjunto de herramientas que no solo informa, sino que también inspira.

Organizar los recursos por tema puede facilitar la navegación, permitiéndote enfocarte en áreas específicas de interés o necesidad. Por ejemplo, puedes explorar secciones dedicadas a herramientas de comunicación, manejo del comportamiento o estrategias de defensa. Las herramientas sensoriales y ayudas prácticas son fundamentales, ofreciendo soluciones útiles para los desafíos cotidianos. El software educativo y las aplicaciones, como las que ayudan a desarrollar habilidades sociales o gestionar rutinas diarias, también pueden desempeñar un papel importante en el crecimiento de tu hijo. Al categorizar estos recursos, puedes acceder rápidamente a la información que necesitas, cuando la necesitas.

Para los padres que recién comienzan, tener acceso a recursos imprescindibles es esencial. Las guías introductorias sobre la terminología del autismo pueden desmitificar conceptos complejos, proporcionando claridad y comprensión. Libros como *"El cerebro autista"* de Temple Grandin y Richard Panek animan a los padres a ver los comportamientos autistas como significativos, en lugar de algo que deba cambiarse. Estos recursos fundamentales sientan las bases para un enfoque de crianza más informado y compasivo. Ayudan a construir una base sólida de conocimientos, empoderándote para apoyar a tu hijo con confianza y empatía.

Para ayudarte a evaluar la utilidad de cada recurso, he incluido reseñas y calificaciones. Resúmenes breves destacan los puntos clave, mientras que anécdotas personales de otros padres ofrecen perspectivas del mundo real. Escuchar a quienes han recorrido un camino similar puede brindar consuelo y seguridad. Por ejemplo, *"El niño al que se le olvidó cómo mirar"* de Sally Palmer es elogiado a menudo por sus consejos prácticos sobre cómo equilibrar la vida mientras se cría a un hijo autista. Al compartir estas experiencias, obtienes una comprensión más profunda de qué esperar y cómo adaptarte.

11.1 Elemento Visual: Lista de Verificación de Recursos

Crea una lista de verificación de recursos esenciales, organizada por temas. Esta guía visual puede servir como una referencia rápida, ayudándote a rastrear los recursos que ya tienes y a identificar áreas que podrías querer explorar más a fondo. Al mantener esta lista a mano, aseguras que cuentas con un conjunto de herramientas completo, listo para apoyarte a ti y a tu hijo en este camino.

11.2 Libros, Sitios Web y Herramientas para el Aprendizaje Continuo

Cuando comencé a explorar el mundo del autismo, me sentí atraído hacia libros que ofrecían un toque personal y contaban historias que resonaban con mis experiencias como padre. Autobiografías de personas autistas, como *"Sincerely, Your Autistic Child"*, brindan perspectivas valiosas sobre las experiencias vividas por quienes están en el espectro, ofreciendo puntos de vista que son a la vez reveladores y profundamente conmovedores [Fuente 1]. Manuales para padres, llenos de consejos de expertos, añaden capas de comprensión y estrategias prácticas a nuestra vida diaria. Estos libros se convierten en compañeros que nos guían a través de las complejidades de la crianza con empatía y sabiduría. Nos animan a ver el mundo a través de lentes diversas, fomentando la compasión y el entendimiento.

Junto con los libros, existen sitios web que funcionan como centros cruciales de información. Sitios gubernamentales y de investigación universitaria ofrecen los últimos hallazgos y actualizaciones sobre el autismo, proporcionando una base científica para comprender la condición. Páginas como Autism Speaks y blogs especializados en autismo, curados por expertos colaboradores, son recursos invaluables para mantenerse informado sobre nuevos desarrollos, estrategias y oportunidades de apoyo comunitario [Fuentes 2 y 3]. Estas plataformas nos conectan con una comunidad más amplia de padres, educadores y profesionales, asegurando que sigamos comprometidos e informados.

En la era digital actual, la tecnología ofrece soluciones innovadoras para mejorar el aprendizaje y la organización. Las herramientas digitales y las aplicaciones son particularmente útiles para gestionar información y rutinas. Aplicaciones diseñadas para rastrear hitos del desarrollo ayudan a monitorear el progreso, mientras que cursos en línea y seminarios web ofrecen oportunidades de aprendizaje flexible para padres interesados en profundizar sus conocimientos. Estas herramientas no solo ayudan a organizar la vida diaria, sino que también nos empoderan para tomar medidas proactivas en el apoyo al desarrollo de nuestros hijos.

Es igualmente importante incluir recursos que ayuden a los niños a entender el autismo, fomentando un entorno de aceptación y empatía. Libros y materiales adecuados para su edad pueden explicar el autismo a los hermanos de manera sencilla y atractiva. Libros ilustrados que presentan el concepto de neurodiversidad abren diálogos dentro de las familias, ayudando a los niños a comprender la belleza y complejidad de las diferencias individuales. Juegos interactivos que enseñan empatía y habilidades sociales ofrecen lecciones lúdicas pero profundas, animando a los niños a explorar emociones y relaciones. Estos recursos aseguran que aprender sobre el autismo no solo sea informativo, sino también una experiencia enriquecedora para toda la familia.

11.3 Comunidades en Línea y Grupos de Apoyo

Una madre me contó que cuando empezó a buscar apoyo en línea, se sintió tanto abrumada como aliviada. Internet es un vasto paisaje, pero dentro de él hay un tesoro de comunidades listas para darte la bienvenida con los brazos abiertos. Los grupos en línea pueden ofrecer consuelo y comprensión, proporcionando un espacio donde compartir experiencias, buscar consejos y conectarte con otros que realmente entienden tus desafíos. Estas plataformas se convierten en salvavidas, donde los padres intercambian consejos y estrategias en un entorno solidario. No estás solo en esto; hay otros navegando caminos similares, deseosos de compartir lo que han aprendido y de escuchar tu historia.

Entre los grupos de apoyo en línea más populares, Facebook alberga numerosas comunidades enfocadas específicamente en el apoyo al autismo. Estos grupos varían en tamaño y enfoque; algunos ofrecen consejos generales, mientras que otros profundizan en aspectos específicos como el procesamiento sensorial o la defensa educativa. Reddit también alberga comunidades dedicadas a la crianza de niños autistas, donde el anonimato permite discusiones abiertas y sinceras sobre las alegrías y los desafíos de criar a un niño autista. Estos foros son vibrantes ecosistemas donde puedes hacer preguntas, compartir logros y aprender de la sabiduría colectiva de padres de todo el mundo.

Participar en estas discusiones en línea requiere un poco de delicadeza. Entra en cada conversación con una mentalidad abierta y empatía, recordando que la experiencia de cada padre es única. Al hacer preguntas, sé claro y conciso, proporcionando contexto para obtener respuestas más útiles. Al responder, utiliza tu experiencia personal, ofreciendo ideas sin emitir juicios. Esto fomenta un diálogo respetuoso que beneficia a todos los involucrados. Muchos padres han compartido cómo estas interacciones les han ofrecido soluciones que parecían esquivas fuera de línea. Una madre habló de cómo encontró una estrategia que ayudó a su hijo a dormir mejor, un consejo que descubrió en una charla nocturna con otros miembros. Estas historias son testimonios del poder de la comunidad, mostrando que, incluso en el ámbito digital, podemos encontrar apoyo y orientación genuinos.

11.4 Talleres y Seminarios para Padres

Asistir a talleres y seminarios puede ser un cambio radical para los padres que buscan nuevas ideas y conexiones. Estos eventos proporcionan una plataforma para aprender sobre las últimas estrategias e intervenciones en el apoyo al autismo. Imagina estar sentado en una sala llena de padres y profesionales, todos ansiosos por compartir conocimientos y experiencias. Es una oportunidad para alejarte de la rutina diaria e involucrarte en el aprendizaje. Obtienes acceso directo a expertos que pueden responder preguntas y ofrecer orientación adaptada a las necesidades de tu hijo. Esta interacción cara a cara permite una comprensión más profunda del material, mientras participas en discusiones y haces preguntas en tiempo real. El aprendizaje va más allá de la teoría; se trata de la aplicación práctica.

Encontrar los eventos adecuados requiere un poco de investigación. Busca talleres y seminarios de renombre enfocados en el autismo. Las conferencias sobre investigaciones e innovaciones en autismo son un excelente punto de partida, ya que reúnen a líderes en el campo para compartir sus últimos hallazgos. Los seminarios locales con oradores invitados ofrecen entornos más íntimos, a menudo proporcionando sesiones prácticas donde puedes practicar nuevas técnicas. Estos encuentros no se tratan solo de absorber información; también se trata de establecer redes. Conectarte con los ponentes y otros asistentes puede abrir puertas a nuevos sistemas de apoyo y amistades. Compartir experiencias con otros que entienden tus desafíos puede ser increíblemente gratificante.

La participación activa es clave para maximizar los beneficios de estos eventos. No te límites a escuchar; involúcrate. Haz preguntas, únete a discusiones y participa en sesiones interactivas. Este compromiso ayuda a solidificar tu comprensión y te da la confianza para implementar nuevas estrategias en casa. Muchos padres han descubierto que estos eventos son catalizadores de crecimiento personal y aprendizaje. Una madre compartió cómo un taller sobre integración sensorial transformó su enfoque hacia las necesidades de su hijo, llevando a mejoras significativas en su rutina diaria. Estas historias destacan el impacto potencial de asistir a talleres, mostrando que los conocimientos y conexiones adquiridos pueden tener efectos duraderos tanto en ti como en tu hijo.

11.5 Participar con Organizaciones de Defensa del Autismo

Navegar el mundo del autismo puede parecer una tarea inmensa, pero no tienes que hacerlo solo. Muchas organizaciones trabajan incansablemente para apoyar a familias e individuos afectados por el autismo. Grupos nacionales como la **Confederación Autismo España** y la **Federación Asperger España** ofrecen recursos, defensa y apoyo, con el objetivo de mejorar la vida de quienes están en el espectro. Estas organizaciones abordan diferentes aspectos del autismo, desde la promoción de investigaciones hasta la difusión de la aceptación. Los grupos locales, por otro lado, ofrecen un apoyo más centrado en la comunidad, creando espacios seguros donde los padres pueden conectarse y compartir recursos. Además, iniciativas como **Autismo Latinoamérica** trabajan para unificar esfuerzos y compartir conocimientos en toda la región.

Al involucrarte con estas organizaciones, obtienes acceso a una gran cantidad de conocimientos y una red de apoyo que puede marcar la diferencia en tu camino.

Estos grupos de defensa desempeñan un papel fundamental en promover cambios significativos, trabajando arduamente para mejorar las políticas públicas y aumentar la concienciación. Participan en campañas que impulsan cambios legislativos, asegurándose de que las voces de las personas autistas y sus familias se escuchen en los niveles de toma de decisiones. Las iniciativas de educación pública buscan cambiar las percepciones sobre el autismo, fomentando la aceptación y la comprensión en la sociedad. Estos esfuerzos ayudan a construir una comunidad más inclusiva, donde la neurodiversidad se celebra en lugar de estigmatizarse. Al apoyar estas iniciativas, contribuyes a un movimiento más amplio que busca crear cambios duraderos para las generaciones futuras.

Involucrarte en esfuerzos de defensa puede ser increíblemente gratificante. Considera ofrecer tu tiempo como voluntario en campañas de concienciación o eventos locales. Las donaciones a programas de investigación y apoyo también tienen un impacto tangible, financiando iniciativas que benefician directamente a las personas autistas y a sus familias. Las historias de éxito abundan, mostrando cómo estas organizaciones han impulsado cambios en políticas que mejoran la accesibilidad y los derechos de las personas autistas. Los testimonios de beneficiarios destacan la profunda diferencia que los programas de defensa han hecho en sus vidas, ofreciendo esperanza y mejoras tangibles. Tu participación, por pequeña que sea, puede ayudar a fomentar estos logros, creando un futuro más brillante para todos.

11.6 Ejercicios de Crecimiento Personal para Padres

Como padres, a menudo nos enfocamos en las necesidades de nuestros hijos, dejando de lado nuestro propio crecimiento personal. Sin embargo, nutrir nuestro desarrollo es fundamental para una crianza efectiva y para mantener nuestro bienestar. Construir resiliencia a través de la autorreflexión nos permite afrontar los desafíos con una mente equilibrada, mientras que desarrollar la empatía mejora nuestras relaciones con nuestros hijos y los demás. El crecimiento personal no se trata solo de ser mejores padres; se trata de estar más en sintonía con nuestras propias necesidades y emociones.

El mindfulness y la meditación son herramientas poderosas para cultivar una sensación de calma y conciencia que puede influir positivamente en todos los aspectos de tu vida. Dedicar unos minutos cada día a sentarte en silencio, concentrándote en tu respiración, puede hacer maravillas por tu claridad mental y tu capacidad para regular tus emociones. Estas prácticas, aunque simples, pueden ayudarte a encontrar estabilidad incluso en los días más caóticos.

El journaling, o escribir un diario, es otra herramienta eficaz para el autodescubrimiento. Al plasmar tus pensamientos y sentimientos en papel, puedes explorar patrones e ideas que de otro modo permanecerían ocultos. Preguntas como "¿Qué me trae alegría?" o "¿Cómo enfrento el estrés?" pueden guiarte hacia una comprensión y aceptación más profundas de ti mismo. Estos ejercicios no se limitan a la introspección; fomentan el crecimiento al alentarte a reflexionar sobre tus experiencias y aprender de ellas. La práctica regular puede mejorar tu capacidad para regular tus emociones y resolver problemas, permitiéndote abordar los desafíos de la vida con mayor confianza y claridad.

Historias de padres que han adoptado ejercicios de crecimiento personal destacan los cambios transformadores que pueden experimentar. Una madre, que comenzó su viaje con escepticismo, descubrió que el mindfulness la ayudó a estar más presente con sus hijos, aumentando su paciencia y comprensión. Otro padre, a través del journaling, identificó patrones en sus reacciones al estrés, lo que lo llevó a desarrollar estrategias más saludables y a mejorar la dinámica familiar. Estos testimonios resaltan el impacto profundo del crecimiento personal, no solo en el bienestar individual, sino también en el fortalecimiento de las relaciones familiares.

Al comprometerte con estos ejercicios, puedes fomentar un ambiente hogareño más armonioso, donde tanto tú como tus hijos puedan prosperar. Estos momentos de cuidado personal y reflexión no solo benefician tu salud mental, sino que también contribuyen a un entorno más comprensivo y equilibrado para toda la familia.

11.7 Preguntas de Reflexión para una Comprensión Más Profunda

Una noche, después de un día particularmente desafiante, me senté en mi tranquila sala de estar y comencé a reflexionar. En esos momentos, me di cuenta del poder de hacerme preguntas profundas. La reflexión no se trata solo de pensar, sino de profundizar en por qué sentimos y actuamos de la manera en que lo hacemos. Al identificar prejuicios y suposiciones personales, obtenemos claridad sobre nuestras motivaciones y emociones. Esta autoconciencia nos ayuda a ver dónde estamos y dónde podríamos necesitar ajustes. Para los padres, estas reflexiones pueden ser transformadoras, ofreciendo perspectivas sobre cómo abordamos la crianza y las relaciones.

Considera preguntas como: ¿Cómo respondo al estrés y por qué? ¿Cuáles son mis valores fundamentales y cómo influyen en mi forma de criar a mis hijos? Estas preguntas nos invitan a reflexionar profundamente sobre nuestras acciones y sus raíces. Al explorarlas, podemos descubrir patrones ocultos o motivaciones que moldean nuestras interacciones con nuestros hijos. Este proceso no solo enriquece nuestra comprensión, sino que también mejora nuestra empatía hacia los demás, permitiéndonos abordar situaciones con mayor compasión. Con claridad en nuestros objetivos personales y de crianza, tomamos decisiones que se alinean con nuestro verdadero yo, fomentando un ambiente familiar más armonioso.

Las prácticas reflexivas han demostrado ser invaluables para muchos padres. Un padre compartió cómo, a través de la reflexión regular, reconoció su tendencia a reaccionar por miedo en lugar de razón. Esta conciencia lo llevó a cambiar su enfoque, fortaleciendo los lazos familiares. Otra madre descubrió que al alinear sus acciones con sus valores fundamentales, se sentía más auténtica y conectada con sus hijos. Estas narrativas personales subrayan el impacto profundo de la reflexión. Ilustran cómo la introspección puede fortalecer las relaciones y fomentar el crecimiento personal, ofreciendo un camino hacia una vida familiar más plena.

11.8 Ejercicios de Escritura para el Autoconocimiento

Hay algo especialmente poderoso en el acto de escribir un diario. Es un momento de tranquilidad en el que puedes volcar tus pensamientos y sentimientos en papel, desenredando la compleja maraña de emociones que a menudo acompaña la crianza. Escribir te permite descubrir patrones en tu comportamiento y pensamientos, ayudándote a aclarar emociones y experiencias que de otro modo podrían permanecer confusas. Con el tiempo, un diario se convierte en un documento vivo de crecimiento personal, capturando hitos y desafíos que moldean tu camino como padre o madre. A través de este proceso, creas un espacio para la reflexión y la comprensión, ofreciendo perspectivas que guían tus acciones y decisiones.

Para fomentar esta exploración, considera preguntas que profundicen en tus experiencias de crianza e identidad personal. Reflexiona sobre un desafío reciente y cómo lo manejaste, examinando las emociones que surgieron y las lecciones aprendidas. Contempla tres cosas por las que te sientes agradecido hoy, enfocándote en la positividad y la apreciación. Estas preguntas te animan a dar un paso atrás y ver tu vida desde una perspectiva más amplia, reconociendo la interconexión de tus acciones y sentimientos. Esta práctica no se trata solo de documentar eventos; se trata de interactuar con ellos a un nivel más profundo, fomentando la autoconciencia y la inteligencia emocional.

Mantener un diario ofrece numerosos beneficios, proporcionando una vía para la reducción del estrés y la liberación emocional. Al expresar tus pensamientos, puedes encontrar claridad y paz, aligerando la carga mental que llevas. Escribir regularmente también te permite reconocer logros personales, ofreciendo un recordatorio tangible de tu resiliencia y progreso. Los padres que han adoptado el hábito de escribir a menudo comparten historias de cómo encontraron consuelo y nuevas perspectivas a través de este ejercicio. Una madre describió cómo, durante un período particularmente difícil, escribir le ayudó a navegar sus emociones, llevándola a una nueva sensación de calma y claridad. Otro padre descubrió que explorar sus pensamientos en papel revelaba miedos y esperanzas subyacentes, proporcionando un camino más claro hacia adelante.

11.9 Herramientas Interactivas para la Participación Familiar

Las herramientas interactivas tienen un impacto profundo en la forma en que las familias se conectan, actuando como puentes que fomentan la comunicación y la cooperación. Los juegos y actividades pueden transformar las dinámicas familiares al crear experiencias y recuerdos compartidos. Estos momentos de juego no se tratan solo de diversión; son oportunidades para unirnos, aprender y crecer juntos. Cuando las familias se involucran en actividades que requieren trabajo en equipo y colaboración, desarrollan conexiones más fuertes de manera natural. Este viaje compartido de descubrimiento y disfrute fortalece las relaciones, sentando las bases para un hogar solidario y armonioso. Al incorporar estas herramientas en la rutina familiar, creas un espacio donde todos pueden contribuir y sentirse valorados.

Existen numerosas herramientas interactivas que pueden mejorar la participación familiar. Los juegos de mesa familiares, por ejemplo, son clásicos atemporales que fomentan el trabajo en equipo y el pensamiento estratégico. Juegos como *"Codenames"* o *"Ticket to Ride"* no solo entretienen, sino que también requieren que los jugadores trabajen juntos, promoviendo habilidades de comunicación y resolución de problemas. Las aplicaciones digitales diseñadas para actividades familiares conjuntas ofrecen alternativas modernas, combinando tecnología y juego. Aplicaciones como *"Heads Up!"* o *"Kahoot!"* brindan experiencias interactivas que involucran a todos los miembros de la familia, desde niños pequeños hasta abuelos. Al elegir juegos y aplicaciones que se adapten a diversos intereses y habilidades, aseguras que todos puedan participar y disfrutar de la experiencia.

Incorporar estas herramientas en el tiempo familiar requiere intención y planificación. Dedica momentos específicos para la participación familiar, creando una rutina regular que todos puedan anticipar con entusiasmo. Ya sea una noche de juegos semanal o una tarde de domingo explorando una nueva aplicación, la consistencia es clave para construir tradiciones familiares duraderas. Fomenta que cada miembro de la familia tome turnos para elegir actividades, permitiendo que todos tengan voz y compartan sus intereses. Esta inclusividad no solo fortalece los lazos, sino que también fomenta un sentido de pertenencia y respeto mutuo dentro de la familia. Al explorar estas herramientas, descubrirás que los recuerdos y conexiones que creas juntos son los verdaderos tesoros de la vida familiar.

Construyendo un Legado de Aceptación y Comprensión

Fomentar la aceptación en nuestras comunidades es más que un objetivo noble; es un regalo para las generaciones futuras. Cuando educamos a otros sobre la neurodiversidad, sentamos las bases para un mundo donde las diferencias se celebren en lugar de simplemente tolerarse. Esto comienza en casa, donde modelar un comportamiento inclusivo enseña a los niños que todos merecen respeto y comprensión. Los niños aprenden de lo que ven, por lo que cuando abordas las diferencias con curiosidad y empatía, ellos naturalmente reflejan esa aceptación en sus interacciones. Las conversaciones sobre neurodiversidad pueden integrarse en la vida diaria, generando discusiones reflexivas que desafíen estereotipos y amplíen perspectivas.

Para promover la aceptación más allá de tu círculo inmediato, considera organizar eventos educativos o talleres. Estas reuniones pueden servir como plataformas poderosas para compartir conocimientos y fomentar el diálogo. Invita a oradores que puedan ofrecer perspectivas diversas o colabora con escuelas locales para integrar programas que destaquen las fortalezas y desafíos de las personas neurodiversas. Compartir historias personales es otra forma profunda de crear conciencia. Al abrirte sobre tus experiencias, humanizas lo abstracto, permitiendo que otros se conecten a nivel personal. Esta narración puede inspirar empatía y comprensión, derribando barreras y alentando a los demás a ver el mundo desde una perspectiva más compasiva.

El impacto de promover la aceptación trasciende el crecimiento individual; transforma a la sociedad en su conjunto. Al reducir el estigma y la discriminación, creamos entornos inclusivos donde todos pueden prosperar. Fomentar perspectivas diversas no solo enriquece las comunidades, sino que también impulsa la innovación. Toma, por ejemplo, la historia de una familia que, a través de la defensa y la educación, transformó su ciudad en un faro de inclusión. Sus esfuerzos llevaron a cambios en políticas que beneficiaron a muchos otros, demostrando que las acciones individuales pueden generar un cambio duradero. Estas narrativas demuestran el poder del esfuerzo colectivo en la construcción de una sociedad que valore todas las voces.

A medida que construimos este legado de aceptación, allanamos el camino hacia un futuro donde la comprensión y la empatía sean la norma, no la excepción. Este capítulo ha explorado herramientas y estrategias para fomentar un entorno así, invitándote a ser parte de este viaje transformador. En los próximos temas, profundizaremos en aplicaciones prácticas y ejemplos del mundo real que ilustran aún más el poder de la aceptación en acción.

Conclusión

Al llegar al final de nuestro recorrido juntos, tomémonos un momento para reflexionar sobre los temas esenciales y los aprendizajes que han constituido el eje central de este libro. Hemos explorado el rico y diverso panorama de la neurodiversidad, reconociendo las fortalezas únicas y las perspectivas que los niños autistas aportan al mundo. Entender estas diferencias es el primer paso para crear un entorno de aceptación y apoyo para tu hijo.

La comunicación ha sido un tema central, destacando estrategias que incluyen el uso de ayudas visuales, historias sociales y señales no verbales para construir conexiones más fuertes. También hemos profundizado en estrategias prácticas de crianza, subrayando la importancia de las rutinas estructuradas, los entornos sensorialmente amigables y el poder del refuerzo positivo. Cada capítulo ha sido diseñado para proporcionarte herramientas prácticas que respalden el desarrollo emocional y social de tu hijo, capacitándote para abogar eficazmente en los sistemas escolares y más allá.

Hemos analizado cómo abordar los desafíos conductuales con estrategias personalizadas para manejar crisis emocionales y crear planes de apoyo individualizados. Las dinámicas familiares y el cuidado personal también han sido temas clave, resaltando la importancia de la consistencia en la co-crianza, el manejo del estrés y el papel invaluable de los hermanos para crear un ambiente hogareño enriquecedor.

El planeamiento a largo plazo, con un enfoque en fomentar la independencia y enseñar habilidades para la vida diaria, se ha destacado como un aspecto crucial para preparar a tu hijo para la adultez. Los recursos proporcionados a lo largo de este libro forman un conjunto de herramientas para apoyarte en este camino, ofreciéndote orientación e inspiración.

La visión de este libro es clara: brindarte las herramientas y el conocimiento necesarios para apoyar a tu hijo autista en un entorno amoroso y enriquecedor. Cada estrategia y cada historia compartida tienen como objetivo inspirar confianza y capacidad mientras recorres este camino. El mensaje principal es simple pero profundo: abrazar la neurodiversidad, utilizar herramientas de comunicación efectivas y fomentar la independencia puede transformar la forma en que interactúas con tu hijo.

Es momento de actuar

Aplica estas estrategias en tu vida diaria. Sé un participante activo en el desarrollo de tu hijo y conecta con las comunidades de apoyo y recursos que están a tu disposición. El aprendizaje continuo es fundamental: mantente informado sobre investigaciones y prácticas nuevas que puedan enriquecer tu comprensión y apoyo.

Construir una comunidad de apoyo no solo es beneficioso, sino esencial. Conecta con otros padres, profesionales y grupos de defensa. Al hacerlo, refuerzas una red que ofrece fortaleza y ánimo. Reflexiona sobre tu recorrido con tu hijo, utilizando las herramientas y ejercicios proporcionados para fomentar el crecimiento personal y una conexión más profunda.

Quiero expresar mi más sincero agradecimiento por tu dedicación y compromiso para entender y apoyar a tu hijo. Este libro es un compañero en tu viaje, listo para guiarte y reconfortarte siempre que lo necesites. Has dado un paso notable hacia el empoderamiento a través del conocimiento y la comunidad. Con las herramientas y el apoyo adecuados, puedes crear un entorno donde tu hijo autista prospere, lleno de amor, aceptación y posibilidades infinitas.

Gracias por permitirme ser parte de tu recorrido. Recuerda, no estás solo. Eres parte de una comunidad que valora a cada niño y celebra cada camino único. Sigue aprendiendo, conectando y creyendo en el maravilloso potencial que reside en el mundo de tu hijo.

REFERENCIAS

Libros recomendados en español

1. **"El cerebro del niño explicado a los padres"**
   Autor: **Álvaro Bilbao**
   Este libro ofrece una mirada comprensible sobre cómo se desarrolla el cerebro infantil y cómo los padres pueden ayudar a fomentar el crecimiento emocional y cognitivo de sus hijos. Es especialmente útil para padres que buscan estrategias prácticas para apoyar a sus hijos, incluyendo a aquellos en el espectro del autismo.

2. **"Padres conscientes, hijos felices"**
   Autora: **Shefali Tsabary (disponible en español)**
   Este libro propone un enfoque de crianza consciente, alentando a los padres a desarrollar una relación más profunda y significativa con sus hijos. Aunque no es específico para el autismo, ofrece herramientas valiosas para fortalecer los lazos familiares.

3. **"El niño al que se le olvidó cómo mirar"**
   Autores: **Juan Martos Pérez y Adolfo Jarne Esparcia**
   Este libro combina teoría y estrategias prácticas para ayudar a padres y educadores a comprender mejor el autismo y a brindar apoyo efectivo. Es una obra esencial para quienes buscan orientación profesional y basada en evidencias.

4. **"Historias sociales para el autismo"**
   Autora: **Carol Gray (traducido al español)**
   Esta guía explica cómo crear historias sociales que ayudan a los niños con autismo a navegar situaciones sociales, comprender expectativas y manejar interacciones con los demás. Un recurso invaluable para mejorar habilidades sociales de manera estructurada.

5. **"Guía para comprender y educar a niños con autismo"**
   Autor: **Ángel Rivière**
   Una obra clásica en el ámbito del autismo, esta guía proporciona herramientas prácticas y un enfoque comprensivo para entender y educar a niños en el espectro. Es ideal tanto para familias como para profesionales en busca de estrategias claras y efectivas.

Sensory Issues and Autism - The Ultimate Guide
https://nevadaautism.com/sensory-issues-and-autism/

The Importance of Neurodiversity in Schools - EAV
https://bit.ly/4fIdF9b

Top 5 autism tips: managing sensory differences
https://bit.ly/4flDrAp

Turning Special Interests into a Career: Horticulture and Autism   https://bit.ly/4oBXt57

The Benefits of Visual Supports for Children with Autism https://bit.ly/4frSboM

Social Stories for Autistic Children – The Ultimate Guide https://bit.ly/3O14N2L

Autistic speech & nonverbal communication differences https://bit.ly/3YlvVZ5

How Autistic Individuals Can Improve Active Listening Skills https://bit.ly/3O6Kukt

Why is Routine so Important to People with Autism & ASD? https://bit.ly/4oBXHJv

9 Sensory-Friendly Home Modifications for Autism https://bit.ly/4hKAtHm

Helpful Strategies to Promote Positive Behavior https://bit.ly/4eo1f5h

Floortime Play Therapy for Children With Autism https://bit.ly/4oJLIJQ

Helping Our Children Build a Strong Emotional Vocabulary https://bit.ly/4fIFLRO

Teaching Empathy Skills to Children With Autism - PMC
https://pmc.ncbi.nlm.nih.gov/articles/PMC2649842/

5 Ways to Improve Social Skills for Autistic Children
https://bit.ly/4fLoBQx

Bullying and Children with Autism: How to Help Your Child https://bit.ly/4fLoFQh

Guide to Individualized Education Programs (IEP)
https://bit.ly/4hLmBfG

Strategies for Effective Teacher-Parent Communication https://bit.ly/3UM0FY8

Life Journey through Autism: Navigating the Special ... - ERIC https://bit.ly/3UM3gRW

A Parent's Guide to Autism
https://www.autismspeaks.org/tool-kit/parents-guide-autism

Meltdowns - a guide for all audiences
https://www.autism.org.uk/advice-and-guidance/topics/behaviour/meltdowns/all-audiences

Positive Behavior Supports in an Autism Classroom
https://matthewreardon.org/wp-content/uploads/2019/07/2017ValeriePositiveBehaviorSupports.pdf

Challenging Behaviors Tool Kit
https://www.autismspeaks.org/tool-kit/challenging-behaviors-tool-kit

Meltdowns & Calming Techniques in Autism
https://autism.org/meltdowns-calming-techniques-in-autism/

The Impact of Autism on Siblings
https://paautism.org/resource/the-impact-of-autism-on-siblings/

10 Tips for Co-Parenting a Child with Autism - Double Care ABA https://bit.ly/3O5IIQy

10 Inclusive Family Activities for Children with Autism
https://www.playwork.me/post/autism-activities

Story-Based Book to Help Children Handle Transitions, Social Interactions, and Overwhelming Sensory Experiences Amazon by Tiina Hoddy
https://bit.ly/3YQMSkq

How Parents and Caregivers of Kids with Autism Cope ... https://learnbehavioral.com/blog/how-parents-and-caregivers-of-kids-with-autism-cope-with-stress

Nurturing the Caregiver: A Guide to Self-Care for Parents of ... https://propelautism.com/nurturing-the-caregiver/

Family stress management & autistic kids | Raising Children ... https://bit.ly/4fFyrX5

The Importance of Support Groups https://special-learning.com/the-importance-of-support-groups/

Finding Balance as a Parent of a Child with Autism https://riseupforautism.com/blog/parents-of-children-with-autism-finding-balance

Ten Ways to Build Independence https://www.autismspeaks.org/tool-kit-excerpt/ten-ways-build-independence

Project SEARCH | A.J. Drexel Autism Institute https://drexel.edu/autisminstitute/community-projects/Transition-Pathways/Project-SEARCH/

How to Build Self-Advocacy Skills in Your Autistic Child https://www.gershacademy.org/blog/how-to-build-self-advocacy-skills-in-your-autistic-child

What are the treatments for autism? | NICHD https://www.nichd.nih.gov/health/topics/autism/conditioninfo/treatments

Books every parent of an autistic child should read in 2023 https://beaminghealth.com/article/books-every-parent-of-an-autistic-child-should-read-in-2023

Autism Speaks: Autism support, resources & advocacy https://www.autismspeaks.org/

Finding Your Community - Autism Speaks

https://www.autismspeaks.org/finding-your-community#:~:text=MyAutismTeam%20is%20a%20social%20network,(23%20Years%20Old%20%26%20Older)

10 Digital Tools That Can Help Your Special Needs Child

https://www.autismparentingmagazine.com/digital-tools-can-help-special-needs-child/

www.ingramcontent.com/pod-product-compliance
Lightning Source LLC
Chambersburg PA
CBHW052029070526
44584CB00016B/1961